全国高职高专医药类专业“十三五”规划教材
供 护 理 、助 产 及 相 关 专 业 使 用

专业知识学习指导

人体解剖学与组织胚胎学

主　编　路素丽
副主编　刘艳华
编　委　陈　静　何卫国　甘功友
王友良　贺泽斌

西安交通大学出版社
XI'AN JIAOTONG UNIVERSITY PRESS

图书在版编目（CIP）数据

人体解剖学与组织胚胎学/路素丽主编．—西安：西安交通大学出版社，2017.8

专业知识学习指导

ISBN 978-7-5693-0058-1

Ⅰ.①人… Ⅱ.①路… Ⅲ.①人体解剖学—高等职业教育—教学参考资料 ②人体组织学—高等职业教育—教学参考资料 Ⅳ.①R32

中国版本图书馆 CIP 数据核字（2017）第 209729 号

书　　名 人体解剖学与组织胚胎学
主　　编 路素丽
责任编辑 张沛烨

出版发行 西安交通大学出版社
（西安市兴庆南路 10 号　邮政编码 710049）
网　　址 http：//www.xjtupress.com
电　　话 （029）82668805　82668502（医学分社）
（029）82668315（总编办）
传　　真 （029）82668280
印　　刷 三河市良远印务有限公司

开　　本 787 mm×1092 mm　1/16　**印　张** 9　**字　数** 211 千字
版次印次 2017 年 10 月第 1 版　2017 年 10 月第 1 次印刷
书　　号 ISBN 978-7-5693-0058-1
定　　价 23.00 元

读者购书、书店添货，如发现印装质量问题，请与本社发行中心联系、调换。
订购热线：（010）80276960
读者信箱：medress@ 163.com

前　言

掌握扎实的医学基础知识是学习后续医学专业和成为优秀医务工作者的基本保证。为了帮助不同层次的医学生学习人体解剖学这门医学最基础的课程，顺利通过结业考试及各种资格考试。在国家教育方针和卫生工作方针的指导下，结合医学院校的教育特点和培养目标，特联合各一线教学的教师及诸位同仁，共同编写了本书，作为《人体解剖学与组织胚胎学》的配套学习丛书。

全书共包括绪论、运动系统、消化系统、呼吸系统、泌尿系统、生殖系统、腹膜、脉管系统、感觉器、神经系统、内分泌系统、基本组织和组织胚胎学概要等内容；每章内容包括试题和参考答案。题型有选择题、填空题、名词解释题、简答题和填图题五大类。全书编排合理，内容实用，试题难度和深度适用于中职、高职学生。

在此特别感谢各位参编老师为本书的编写给予的大力支持和付出的艰辛努力。感谢所有参编人员的通力合作。

鉴于编者能力有限，本书错误，缺点在所难免，如有不妥之处，敬请广大读者及同行批评指正，以便日后以此为鉴，逐步完善。

编　者

2017 年 6 月

目　　录

绪 论

一、单选题

1. 将人体分为左、右两部分的纵切面是（ ）
A. 水平面 B. 矢状面
C. 冠状面 D. 横切面
E. 以上选项都正确

2. 将人体分为前、后两部分的切面是（ ）
A. 水平面 B. 矢状面
C. 冠状面 D. 横切面
E. 以上选项都正确

3. 呈上下方向的轴是（ ）
A. 垂直轴 B. 水平轴
C. 冠状轴 D. 矢状轴
E. 以上选项都正确

4. 呈左右方向的轴是（ ）
A. 垂直轴 B. 水平轴
C. 冠状轴 D. 矢状轴
E. 以上选项都正确

5. 额状轴是（ ）
A. 垂直轴 B. 水平轴
C. 冠状轴 D. 矢状轴
E. 以上选项都正确

6. 横切面是（ ）
A. 水平面 B. 矢状面
C. 冠状面 D. 横切面
E. 以上选项都正确

7. 前又称为（ ）
A. 腹侧 B. 内侧
C. 近侧 D. 背侧
E. 以上选项都正确

8. 近背侧面为（ ）
A. 腹侧 B. 内侧
C. 前 D. 后
E. 以上选项都正确

9. 近腹者为（ ）
A. 前 B. 内
C. 后 D. 背侧
E. 以上选项都正确

10. 外侧为（ ）
A. 腹侧 B. 背侧
C. 尺侧 D. 桡侧
E. 以上选项都正确

11. 尺侧为（ ）
A. 前侧 B. 内侧
C. 近侧 D. 背侧
E. 以上选项都正确

12. 腓侧为（ ）
A. 腹侧 B. 背侧
C. 尺侧 D. 外侧
E. 以上选项都正确

13. 胫侧为（ ）
A. 内侧 B. 背侧
C. 尺侧 D. 外侧
E. 以上选项都正确

14. 近头者为(　)
A. 内　B. 外侧
C. 远侧　D. 上
E. 以上选项都正确

15. 近足者为(　)
A. 下　B. 外侧
C. 远侧　D. 桡侧
E. 以上选项都正确

16. 对于空腔脏器而言,近腔者为(　)
A. 远侧　B. 外侧
C. 内　D. 近侧
E. 以上选项都正确

17. 对于空腔脏器而言,离腔者为(　)
A. 前侧　B. 外
C. 内　D. 后
E. 以上选项都正确

18. 近正中矢状面者为(　)
A. 浅　B. 内侧
C. 前　D. 深
E. 以上选项都正确

19. 远正中矢状面者为(　)
A. 外侧　B. 内侧
C. 浅　D. 上
E. 以上选项都正确

20. 四肢前臂内侧为(　)
A. 腹侧　B. 背侧
C. 尺侧　D. 外侧
E. 以上选项都正确

21. 四肢前臂外侧为(　)
A. 桡侧　B. 背侧
C. 尺侧　D. 胫侧
E. 以上选项都正确

22. 小腿内侧为(　)
A. 腹侧　B. 尺侧
C. 胫侧　D. 背侧
E. 以上选项都正确

23. 小腿外侧为(　)
A. 背侧　B. 桡侧
C. 胫侧　D. 腓侧
E. 以上选项都正确

24. 四肢距肢体根部近者为(　)
A. 远侧　B. 外侧
C. 内　D. 近侧
E. 以上选项都正确

25. 四肢距肢体根部远者为(　)
A. 前　B. 近侧
C. 远侧　D. 内
E. 以上选项都正确

26. 人体最基本的形态结构和功能单位是(　)
A. 细胞　B. 组织
C. 器官　D. 系统
E. 以上选项都正确

27. 判断内、外侧方位,以何为准(　)
A. 体表　B. 四肢的附着部
C. 正中矢状切面　D. 腹、背
E. 以上选项都正确

28. 以四肢附着为准的方位术语是(　)
A. 内、外　B. 内侧、外侧
C. 近侧、远侧　D. 深、浅
E. 以上选项都正确

29. 前后方向经人体的水平线称(　)
A. 垂直轴　B. 水平轴
C. 冠状轴　D. 矢状轴

E. 以上选项都正确

30. 与解剖学姿势要求不相符的是( )
A. 两眼平视 B. 双上肢下垂
C. 双下肢并拢 D. 拇指向前
E. 以上选项都正确

31. 解剖学姿势中,不正确的描述是( )
A. 上肢下垂 B. 下肢并拢
C. 手掌相对 D. 足尖向前
E. 以上选项都正确

32. 矢状轴( )
A. 呈上下方向
B. 与垂直轴直角相交
C. 可将人体分为前后两部分
D. 呈左右方向

33. 以体表为准的方位术语是( )
A. 前后 B. 内外
C. 上下 D. 浅深
E. 以上选项都正确

34. 上和下的方位术语也可分别称( )
A. 近侧和远侧 B. 头侧和尾侧
C. 内侧和外侧 D. 内和外
E. 以上选项都正确

35. 常用来描述空腔器官位置关系的方位( )
A. 上和下 B. 前和后
C. 内和外 D. 近侧和远侧
E. 以上选项都正确

二、填空题

1. 基本组织是________、________、________、和________。
2. 人体九大系统是________、________、________、________、________、________、________、________、________。
3. 人体结构和功能的基本单位是________。
4. 按解剖学方位,人体有三种互相垂直的轴,即________、________、________。常用的面有三种即________、________、________,器官的切面有________、________。
5. 将人体分为上、下两部的切面称________;前、后两部的切面称________;左、右对称的两部分的切面称________。
6. 以解剖学姿势为准,患者仰卧在手术台上时,近________者为前,近________者为后;人在游泳前进时,近头者为________,近足者为________。

三、名词解释

1. 系统解剖学
2. 内和外
3. 近侧和远侧
4. 正中矢状面
5. 前和后
6. 内侧和外侧

四、简答题

1. 简述人体标准解剖学姿势。
2. 列出解剖学常用的一些方位术语。
3. 试说出人体九大系统的名称。

参考答案

一、单选题

1—5. BCACC　6—10. AADAD
11—15. BDADA　16—20. CBBAC
21—25. ACDDC　26—30. ACCDD
31—35. CBDBC

二、填空题

1. 上皮组织、结缔组织、肌组织、神经组织

2. 运动系统、消化系统、呼吸系统、泌尿系统、生殖系统、脉管系统、感觉器、神经系统、内分泌系统

3. 细胞

4. 矢状轴、冠状轴、垂直轴、水平面、矢状面、冠状面、纵切面、横切面

5. 水平面、冠状面、正中矢状面

6. 上、下、前、后

三、名词解释

1. 系统解剖学：系统解剖学是按人体的器官功能系统阐述正常人体器官形态结构、相关功能及其发生发展规律的科学。

2. 内和外：凡属空腔器官，在腔内或接近腔内者为内；远腔者为外。

3. 近侧和远侧：多用于四肢，近躯干者为近侧；远离躯干者为远侧。

4. 正中矢状面：把通过人体正中线的矢状面称为正中矢状平面。正中矢状面将人体分成左、右对称的两个部分。

5. 前和后：近腹面者为前，又称为腹侧；近背面者为后，又成为背侧。

6. 内侧和外侧：以躯干正中矢面为标准，近正中矢状面者为内侧；远离正中矢状面者为外侧。

四、简答题

1. 答：人体标准解剖学姿势为身体直立，面向前，两眼平视正前方，两足并拢，足尖向前，双上肢下垂于躯干两侧，掌心向前。

2. 答：解剖学常用的一些方位术语为：上和下，颅侧和尾侧，前或腹侧和后或背侧，内侧和外侧，内和外，深和浅，近侧和远侧，尺侧和桡侧，胫侧和腓侧，左和右，垂直、水平和中央。

3. 答：人体九大系统的名称为：运动系统、消化系统、呼吸系统、泌尿系统、生殖系统、脉管系统、神经系统、内分泌系统及感觉器。

第一章　运动系统

一、选择题

1. 下列关于长骨的叙述正确的是（　）
A. 四肢骨都是长骨
B. 长度在 10cm 以上
C. 呈长管状，有一体两端
D. 中部有含气的空腔
E. 内部的松质称骺线

2. 下列关于骨的分类正确的是（　）
A. 肋骨是长骨
B. 指(趾)骨是短骨
C. 颅骨都是扁骨
D. 髌骨是籽骨
E. 椎骨是短骨

3. 骨的化学成分和物理特性为（　）
A. 成人骨无机质约占三分之一
B. 幼儿骨有机质含量较多
C. 骨的硬度取决于有机质
D. 骨的有机质主要是钙盐
E. 幼儿骨脆性较大

4. 关节的基本构造（　）
A. 包括关节囊、关节盘、关节腔
B. 包括关节囊、关节腔、半月板
C. 包括关节囊、韧带、关节腔
D. 包括关节囊、关节面、关节腔
E. 包括关节囊、关节唇、关节腔

5. 关节的运动为（　）
A. 绕矢状轴可做屈伸运动
B. 绕垂直轴可做环转运动
C. 绕冠状轴可做旋转运动
D. 绕一个轴可做两种运动
E. 绕长轴可做内收、外展运动

6. 躯干骨包括（　）
A. 胸骨、肋、椎骨
B. 颈椎、胸椎、腰椎、骶椎
C. 胸骨、肋骨、髋骨
D. 椎骨、骶骨、尾骨
E. 胸骨、肋、锁骨

7. 椎骨的一般形态（　）
A. 包括椎体和椎弓
B. 有一个椎间孔
C. 有一个横突
D. 有一对关节突
E. 有一对棘突

8. 下列关于各部椎骨的特征正确的是（　）
A. 颈椎棘突长
B. 胸椎椎体侧面有关节面
C. 腰椎横突有孔
D. 骶椎由五块骶骨融合而成
E. 颈椎椎体大

9. 关于胸骨的叙述正确的是（　）
A. 分为胸骨柄和胸骨体两部
B. 胸骨柄上缘中部有锁切迹
C. 胸骨柄与体相连处称为胸骨角
D. 胸骨角两侧平第三肋
E. 属于长骨

10. 有关肋的描述，错误的是(　)
A. 肋分为肋骨和肋软骨两部
B. 肋沟位于肋体内面近下缘处
C. 肋弓由 9～11 肋依次连成
D. 肋骨后端稍膨大称为肋头
E. 肋骨后端连胸椎

11. 关于脊柱的韧带叙述正确的是(　)
A. 前纵韧带位于椎体及椎间盘前面
B. 后纵韧带位于脊柱的后面
C. 黄韧带位于相邻的棘突之间
D. 项韧带是后纵韧带在颈部扩展而成
E. 棘上韧带位于棘突的上方

12. 腰椎穿刺由浅入深依次经过(　)
A. 后纵韧带，棘间韧带，黄韧带
B. 黄韧带，后纵韧带，棘间韧带
C. 棘上韧带，棘间韧带，黄韧带
D. 棘上韧带，后纵韧带，黄韧带
E. 棘上韧带，后纵韧带，前纵韧带

13. 关于桡骨的叙述，正确的是(　)
A. 上端粗大，下端细小
B. 上端有鼓形的桡骨头
C. 下端内侧有桡切迹
D. 下端向内侧下方伸出称为茎突
E. 下端外侧有桡骨粗隆

14. 关于尺骨的叙述，正确的是(　)
A. 上端细小，下端粗大
B. 上端大的突起称鹰嘴
C. 滑车切迹外侧面有尺切迹
D. 下端外侧面向下伸出称为茎突
E. 上端有鼓形的尺骨头

15. 关于肱骨的叙述，正确的是(　)
A. 上端内侧有肱骨小头
B. 下端与体交界处称为外科颈
C. 内上髁后面有尺神经沟
D. 滑车前上方有鹰嘴窝
E. 下端外侧有肱骨头

16. 关于手骨的叙述，正确的是(　)
A. 指骨分底、体、头三部分
B. 共计有 28 块
C. 全部都属于长骨
D. 由腕骨、掌骨和指骨组成
E. 掌骨分底、体、滑车三部分

17. 关于胫骨的描述，错误的是(　)
A. 胫骨上端前面有胫骨粗隆
B. 前缘和内侧面可在体表摸到
C. 位于腓骨的外侧
D. 下端的内侧有向下的内踝
E. 胫骨上端分内侧髁、外侧髁

18. 没有椎体的椎骨是(　)
A. 寰椎　B. 枢椎
C. 隆椎　D. 尾椎
E. 骶椎

19. 躯干骨易摸到的骨性标志是(　)
A. 全部颈椎棘突　B. 胸椎横突
C. 全部肋骨　D. 胸骨角
E. 腰椎椎体

20. 有骨性鼻旁窦的颅骨是(　)
A. 额骨、颧骨、顶骨、颞骨
B. 额骨、上颌骨、蝶骨、筛骨
C. 额骨、蝶骨
D. 颞骨、额骨、筛骨、下颌骨
E. 颞骨、额骨、犁骨、下颌骨

21. 颅前窝可见到(　)
A. 眶上裂　B. 视神经管
C. 筛板　D. 内耳门
E. 垂体窝

22. 颅的侧面观看不到的结构是( )
A. 外耳门 B. 翼点
C. 乳突 D. 圆孔
E. 颧骨

23. 在颅中窝见不到的结构是( )
A. 圆孔 B. 眶上裂
C. 颈静脉孔 D. 垂体窝
E. 视神经管

24. 翼点( )
A. 是额骨、顶骨、颞骨交汇处
B. 是额骨、顶骨、筛骨交汇处
C. 是额骨、顶骨、蝶骨、颞骨交汇处
D. 是额骨、顶骨、颞骨、颧骨交汇处
E. 是上颌骨、顶骨、颞骨、颧骨交汇处

25. 头部的主要骨性标志是( )
A. 乳突、颧弓、枕外隆突、翼点
B. 乳突、外耳门、颧弓、枕骨大孔
C. 颏孔、蝶鞍、乳突、枕外隆突
D. 乳突、颧弓、枕外隆突、下颌角
E. 乳突、颧弓、下颌角、圆孔

26. 所有颈椎都有( )
A. 横突孔 B. 椎体钩
C. 棘突 D. 齿突
E. 以上都不对

27. 骶管麻醉需摸认的体表标志是( )
A. 骶前孔、骶岬
B. 骶管裂孔、骶角
C. 骶骨、骶岬
D. 骶后孔、骶角
E. 骶前孔、骶正中棘

28. 关于肩关节的叙述正确的是( )
A. 由肩峰、关节盂和肱骨头组成
B. 关节盂小而浅、肱骨头大
C. 关节囊的后部最薄弱
D. 是人体最复杂的关节
E. 不能做旋转运动

29. 运动幅度最大的关节是( )
A. 肩关节 B. 髋关节
C. 肘关节 D. 膝关节
E. 腕关节

30. 关节囊内有肌腱穿过的是( )
A. 肘关节 B. 膝关节
C. 肩关节 D. 髋关节
E. 腕关节

31. 关于肘关节的叙述正确的是( )
A. 包括两个关节
B. 桡骨环状韧带可防桡骨头脱出
C. 关节囊内、外侧壁较松弛
D. 可作屈伸和环转运动
E. 其薄弱处在前方

32. 两侧髂嵴最高点连线平对( )
A. 第二腰椎棘突
B. 第三腰椎棘突
C. 第四腰椎棘突
D. 第五腰椎棘突
E. 第一腰椎棘突

33. 胸廓的运动为( )
A. 肋上升时助呼气
B. 肋下降时助吸气
C. 肋上升时助吸气
D. 肋下降时胸廓容积增大
E. 肋上升时胸廓前后径变小

34. 耻骨联合( )
A. 是连结两髋骨的关节
B. 由纤维软骨构成
C. 是耻骨与坐骨的连结处

D. 指左、右耻骨间的韧带
E. 其中无间隙

35. 髂股韧带(　)
A. 位于关节囊的后壁
B. 连于股骨头和髋臼之间
C. 限制髋关节过度后伸
D. 协助髋关节外展
E. 呈十字形

36. 骨盆下口的围成不包括(　)
A. 骶骨　B. 尾骨
C. 骶结节韧带　D. 坐骨结节
E. 耻骨下支

37. 肌的辅助结构不包括(　)
A. 肌腱　B. 浅筋膜
C. 深筋膜　D. 滑膜囊
E. 腱鞘

38. 关于斜方肌的叙述正确的是(　)
A. 瘫痪时不能耸肩
B. 瘫痪时出现翼状肩
C. 外展肩关节
D. 内收肩关节
E. 屈肩关节

39. 吸气运动时(　)
A. 肋间外肌收缩　B. 肋间内肌收缩
C. 膈肌舒张　D. 膈上升
E. 肋骨下降

40. 关于腹直肌的叙述正确的是(　)
A. 是上窄下宽的长肌
B. 有 3～4 条横行的腱划
C. 后方紧贴腹外斜肌腱膜
D. 腱划与腹直肌鞘的后层紧密结合
E. 位于后正中线的两侧

41. 胸大肌可使臂(　)
A. 内收　B. 外展
C. 后伸　D. 旋外
E. 旋后

42. 腹外斜肌(　)
A. 位于腹直肌的深面
B. 肌束从后外上斜向前内下方
C. 肌纤维参与形成腹股沟管浅环
D. 腱膜下缘形成腹直肌鞘
E. 腱膜形成腹直肌鞘后层

43. 既能屈髋关节，又能伸膝关节的肌是(　)
A. 股二头肌　B. 股四头肌
C. 髂腰肌　D. 缝匠肌
E. 半腱肌

44. 既能屈髋关节，又能屈膝关节的肌是(　)
A. 股二头肌　B. 股四头肌
C. 髂腰肌　D. 缝匠肌
E. 半腱肌

45. 能使肩关节外展的肌(　)
A. 肩胛下肌　B. 三角肌
C. 背阔肌　D. 冈下肌
E. 斜方肌

46. 肱三头肌(　)
A. 位于臂的外侧
B. 起于关节盂的上方
C. 止于桡骨粗隆
D. 可屈肩关节
E. 可伸肘关节

47. 臀大肌(　)
A. 起于髂骨和骶骨的前面
B. 止于股骨的小转子
C. 使髋关节后伸
D. 使髋关节外展

E. 使骨盆前倾

48. 小腿三头肌( )
A. 可使足外翻
B. 可使踝关节跖屈
C. 不参与膝关节的运动
D. 止于足底
E. 位于小腿的前外侧

49. 使足外翻的肌是( )
A. 趾长伸肌和拇长伸肌
B. 腓骨长肌和腓骨短肌
C. 胫骨前肌和胫骨后肌
D. 小腿三头肌
E. 趾长屈肌和拇长屈肌

50. 使足内翻的肌是( )
A. 趾长伸肌和拇长伸肌
B. 腓骨长肌和腓骨短肌
C. 胫骨前肌和胫骨后肌
D. 小腿三头肌
E. 趾长屈肌和拇长屈肌

51. 胸骨角两侧连( )
A. 锁骨 B. 第 1 肋
C. 第 2 肋 D. 第 3 肋
E. 剑突

52. 脑颅骨包括( )
A. 上颌骨 B. 颧骨
C. 颞骨 D. 腭骨
E. 鼻骨

53. 面颅骨中不成对的是( )
A. 上颌骨 B. 下鼻甲
C. 泪骨 D. 犁骨
E. 颧骨

54. 下颌体上有( )
A. 髁突 B. 冠突
C. 下颌切迹 D. 颏孔
E. 下颌孔

55. 在颅后窝内可见到( )
A. 垂体窝 B. 外耳门
C. 内耳门 D. 鼓室盖
E. 破裂孔

56. 蝶窦开口于( )
A. 鼻腔顶 B. 上鼻道
C. 中鼻道 D. 下鼻道
E. 上鼻甲后上方

57. 在活体上不能摸到( )
A. 枕外隆突 B. 下颌角
C. 乳突 D. 颅骨茎突
E. 颧弓

58. 肩胛骨的下角约平( )
A. 第 5 肋 B. 第 6 肋
C. 第 7 肋 D. 第 8 肋
E. 第 9 肋

59. 桡神经沟位于肱骨的( )
A. 大、小结节之间
B. 内上髁后方
C. 肱骨头外侧周围
D. 外上髁后方
E. 以上都不对

60. 下肢骨的骨性标志不包括( )
A. 髂结节 B. 坐骨结节
C. 耻骨结节 D. 大转子
E. 小转子

61. 位于脊柱最后面的韧带是( )
A. 前纵韧带 B. 后纵韧带
C. 黄韧带 D. 棘间韧带

E. 棘上韧带

62. 椎间盘最厚处在(　)
A. 颈段　B. 上胸段
C. 中胸段　D. 下胸段
E. 腰段

63. 脊柱后伸时拉紧的韧带是(　)
A. 前纵韧带　B. 后纵韧带
C. 黄韧带　D. 棘间韧带
E. 棘上韧带

64. 连于椎弓之间的结构有(　)
A. 椎间盘　B. 前纵韧带
C. 黄韧带　D. 后纵韧带
E. 以上都不对

65. 不参与胸廓上口围成的结构是(　)
A. 第 1 胸椎　B. 第 1 肋骨
C. 锁骨　D. 第 1 肋软骨
E. 颈静脉切迹

66. 胸锁乳突肌(　)
A. 起于乳突
B. 属于舌骨上肌群
C. 两侧同时收缩可低头
D. 位于颈阔肌浅面
E. 一侧收缩使头向同侧倾斜,面转向对侧

67. 咬紧牙关时,颧弓下方摸到的坚硬隆起为(　)
A. 颊肌　B. 颞肌
C. 咬肌　D. 翼外肌
E. 以上都不对

68. 女性骨盆的特点是(　)
A. 骨盆上口呈心形
B. 骨盆腔呈漏斗形
C. 骶骨宽短,屈度小
D. 骶骨岬突出明显
E. 耻骨下角 70°～75°

69. 收缩时可使肩内收、前屈和旋内的肌是(　)
A. 背阔肌　B. 三角肌
C. 胸大肌　D. 肱二头肌
E. 肱三头肌

70. 前锯肌收缩时使(　)
A. 肩内收
B. 肩胛下角旋内
C. 肋前段下降
D. 肩胛骨紧贴胸廓
E. 引体向上

71. 肩胛骨下角平对(　)
A. 第 4 肋　B. 第 5 肋
C. 第 6 肋　D. 第 7 肋
E. 第 8 肋

72. 下列有关红骨髓描述中正确的是(　)
A. 成人存在于髓腔内
B. 不存在于板障内
C. 髂骨、胸骨、椎骨内终生存在
D. 儿期造血,成年期不造血
E. 黄骨髓不能转化为红骨髓

73. 躯干骨的骨性标志不包括(　)
A. 剑突
B. 腰椎体
C. 胸骨角
D. 颈静脉切迹
E. 第 7 颈椎棘突

74. 临床上成人经常用于抽取红骨髓的是(　)
A. 肱骨　B. 锁骨
C. 胫骨　D. 肋骨
E. 髂骨

75. 与骨长度增加有关的是( )
A. 骨膜 B. 关节软骨
C. 骺线 D. 骺软骨
E. 骨髓

76. 骨折后能参与修复的结构是( )
A. 骨质 B. 骨髓
C. 骨膜 D. 骨骺
E. 关节软骨

77. 下列哪个颈椎的棘突特别长( )
A. 第 1 颈椎 B. 第 3 颈椎
C. 第 5 颈椎 D. 第 6 颈椎
E. 第 7 颈椎

78. 骶管麻醉时,需摸认的体表标志是( )
A. 骶岬 B. 骶正中嵴
C. 骶角 D. 骶后孔
E. 骶管裂孔

79. 肱骨体后面中部有( )
A. 尺神经沟 B. 桡神经沟
C. 大结节 D. 小结节
E. 鹰嘴窝

80. 胸骨角平面平对( )
A. 第 1 肋软骨 B. 第 2 肋软骨
C. 第 3 肋软骨 D. 第 4 肋软骨
E. 第 5 肋软骨

81. 在肘关节后面中间摸到的骨性标志是( )
A. 内上髁 B. 鹰嘴
C. 尺骨头 D. 大结节
E. 桡骨茎突

82. 眉弓的深方有( )
A. 上颌窦 B. 筛窦
C. 额窦 D. 蝶窦
E. 以上都不是

83. 肌收缩能使头转向同侧,面转向对侧的是( )
A. 胸锁乳突肌 B. 胸大肌
C. 三角肌 D. 肱二头肌
E. 肱三头肌

84. 关节的基本结构是( )
A. 关节面、关节囊、关节腔
B. 关节面、关节囊、半月板
C. 关节面、关节囊、关节软骨
D. 关节面、关节囊、关节唇
E. 关节面、关节囊、韧带

85. 椎间盘脱出症时,髓核脱出的常见方位是( )
A. 向前 B. 向后
C. 向前外侧 D. 向后外侧
E. 以上均不是

86. 椎间盘( )
A. 位于椎弓根之间
B. 椎间盘脱出症最容易发生在胸椎
C. 纤维环前部较薄弱
D. 由纤维环和髓核构成
E. 以上都不对

87. 黄韧带( )
A. 连接相邻两椎弓根之间
B. 连结相邻两椎弓板之间
C. 构成椎间孔的前界
D. 连结相邻两棘突之间
E. 限制脊柱过度后伸

88. 脊柱的正常生理弯曲( )
A. 颈曲凸向后
B. 胸曲凸向前
C. 腰曲凸向前
D. 骶曲凸向前
E. 腰曲是出生时就有的

89. 与肩胛骨关节盂相关节的是(　)
A. 锁骨肩峰端　B. 肱骨头
C. 肱骨大结节　D. 肩峰
E. 以上都不是

90. 腕关节不能作(　)
A. 前屈运动　B. 外展运动
C. 内收运动　D. 后伸运动
E. 旋转运动

91. 背阔肌可使(　)
A. 肩胛骨后移、旋外
B. 肩关节内收、旋外
C. 肩关节内收、后伸
D. 肩关节旋外、后伸
E. 脊柱向同侧屈

92. 股四头肌瘫痪时,主要运动障碍是不能(　)
A. 伸大腿　B. 伸小腿
C. 屈大腿　D. 外展大腿
E. 内收大腿

93. 能伸膝关节的肌肉是(　)
A. 股四头肌　B. 长收肌
C. 大收肌　D. 梨状肌
E. 臀大肌

94. 翼状肩见于(　　)瘫痪
A. 斜方肌　B. 三角肌
C. 胸大肌　D. 前锯肌
E. 鱼际肌

95. 计数椎骨序数的骨性标志是(　)
A. 齿突　B. 隆椎棘突
C. 胸椎棘突　D. 腰椎棘突
E. 骶椎棘突

96. 两侧髂嵴最高点连线约平对(　)
A. 第 1 腰椎棘突
B. 第 2 腰椎棘突
C. 第 3 腰椎棘突
D. 第 4 腰椎棘突
E. 第 5 腰椎棘突

97. 有囊内韧带的关节是(　)
A. 桡腕关节　B. 肩关节
C. 肘关节　D. 髋关节
E. 踝关节

98. 参与构成椎管后壁的韧带是(　)
A. 前纵韧带　B. 后纵韧带
C. 黄韧带　D. 棘间韧带
E. 棘上韧带

99. 以下有关膝关节的叙述有误的是(　)
A. 由股骨下端与胫、腓骨上端构成
B. 关节囊薄而松弛
C. 有囊内、外韧带加强
D. 关节腔内有内、外侧半月板
E. 可沿冠状轴作屈伸运动

100. 脊柱的连结(　)
A. 前纵韧带构成椎管前壁
B. 后纵韧带参与构成椎管后壁
C. 黄韧带连于相邻椎弓根
D. 棘间韧带在颈部称项韧带
E. 棘上韧带为连于各椎骨棘突后端的纵行韧带

101. 臀大肌对髋关节的主要作用是(　)
A. 屈　B. 伸
C. 展　D. 收
E. 旋内

102. 有一患者出现肩关节外展功能障碍及“方肩”畸形,可能是(　)损伤
A. 斜方肌　B. 三角肌
C. 冈上肌　D. 斜角肌

E. 胸大肌

103. 有一患者足呈背屈、外翻畸形，可能是(　)损伤
A. 腓骨长肌　B. 胫骨前肌
C. 胫骨后肌　D. 踇长屈肌
E. 趾长屈肌

104. 外踝位于(　)
A. 胫骨下端　B. 胫骨上端
C. 腓骨上端　D. 腓骨下端
E. 股骨下端

105. 颈椎特有的结构(　)
A. 横突肋凹　B. 关节突
C. 棘突　D. 横突孔
E. 椎孔

106. 骶骨和髋骨均有的结构是(　)
A. 粗线　B. 月状面
C. 耳状面　D. 弓状线
E. 髋臼

107. 肱骨骨折的最易发生的部位是(　)
A. 解剖颈　B. 外科颈
C. 肱骨干　D. 肱骨下端
E. 尺神经沟

108. 骶管麻醉的穿刺部位应正对(　)
A. 骶前孔　B. 骶后孔
C. 骶管裂孔　D. 骶角
E. 骶岬

109. 分泌物引流最不畅的鼻旁窦是(　)
A. 上颌窦　B. 筛窦前、中群
C. 蝶窦　D. 额窦
E. 以上都不对

110. 肱骨内上髁后下方的一个浅沟是(　)
A. 桡神经沟　B. 尺神经沟
C. 结节间沟　D. 半月切迹
E. 冠突窝

111. 下颌窝前方的隆起称为(　)
A. 大结节　B. 小结节
C. 顶结节　D. 关节结节
E. 跟结节

112. 眶内侧壁前下部的长圆形窝是(　)
A. 眶下裂　B. 泪腺窝
C. 泪囊窝　D. 眶下沟
E. 眶下管

113. 筛窦的后群开口于(　)
A. 上鼻道　B. 中鼻道
C. 下鼻道　D. 总鼻道
E. 蝶筛隐窝

114. 骨盆(　)
A. 女性比男性高
B. 女性比男性相对宽
C. 女性骨盆上口为心形
D. 男性耻骨下角较大
E. 耻骨上支和坐骨支构成耻骨弓

115. 肩关节脱位多发生于(　)
A. 关节上方
B. 关节外侧
C. 关节内侧
D. 关节下方
E. 关节前方

116. 臀大肌(　)
A. 属大腿肌后群
B. 收缩时使大腿后伸
C. 收缩时使大腿旋内
D. 防止躯干后仰
E. 肌束斜向内下

117. 助呼气的肌肉是（　）
A. 肋间内肌　B. 肋间外肌
C. 胸大肌　D. 胸小肌
E. 前锯肌

118. 使肩关节外展的肌是（　）
A. 背阔肌　B. 肱二头肌
C. 肱三头肌　D. 三角肌
E. 以上均参与

119. 肱二头肌的主要作用是（　）
A. 使肩关节外展
B. 使肘关节屈曲
C. 使肘关节伸直
D. 使肩关节旋内
E. 主要运动肩胛骨

120. 可使足内翻的肌肉有（　）
A. 腓肠肌
B. 比目鱼肌
C. 胫骨后肌和胫骨前肌
D. 胫骨前肌和腓骨长肌
E. 腓骨短肌

121. 不属于髋骨骨性标志的是（　）
A. 坐骨结节　B. 耻骨结节
C. 髂窝　D. 髂前上棘
E. 髂结节

122. 椎骨一般都有一个（　）
A. 椎弓根　B. 椎孔
C. 椎间孔　D. 横突
E. 上关节突

123. 位于脊柱最后面的韧带是（　）
A. 前纵韧带　B. 后纵韧带
C. 黄韧带　D. 棘间韧带
E. 棘上韧带

124. 与肩关节运动无关的是（　）
A. 斜方肌　B. 背阔肌
C. 胸大肌　D. 三角肌
E. 肱三头肌

125. 咬紧牙关时，颧弓下方摸到的坚硬隆起为（　）
A. 颊肌　B. 颞肌
C. 咬肌　D. 翼外肌
E. 以上都不对

126. 关于膈描述正确的是（　）
A. 收缩时，膈穹上升，助吸气
B. 收缩时，膈穹下降，助呼气
C. 舒张时，膈穹上升，助吸气
D. 舒张时，膈穹下降，助吸气
E. 收缩时，膈穹下降，助吸气

127. 上颌窦开口于（　）
A. 上鼻道　B. 中鼻道
C. 下鼻道　D. 上鼻甲后上方
E. 以上均不对

128. 下颌支内面中部有（　）
A. 髁突　B. 冠突
C. 下颌切迹　D. 颏孔
E. 下颌孔

129. 肱二头肌属（　）
A. 长肌　B. 短肌
C. 轮匝肌　D. 扁肌
E. 孖肌

130. 竖脊肌位于（　）
A. 棘突两侧　B. 腰椎椎体两侧
C. 肱骨后方　D. 肱骨前方
E. 脊柱前方

131. 腹股沟管浅环位于（　）

A. 耻骨结节外上方
B. 腹股沟韧带中点上方约 1.5cm 处
C. 腹壁下动脉的外侧
D. 腹股沟镰的内上方
E. 以上都不对

132. 腹股沟管深环位于( )
A. 耻骨结节外上方
B. 腹股沟韧带中点上方约 1.5cm 处
C. 腹壁下动脉的内侧
D. 腹股沟镰的内上方
E. 以上都不对

133. 鱼际( )
A. 位于手掌小指侧
B. 位于小腿的内侧
C. 可使拇指作对掌运动
D. 可使髋关节内收
E. 以上都不对

134. “塌肩”见于( )
A. 三角肌瘫痪
B. 斜方肌瘫痪
C. 小腿三头肌瘫痪
D. 前锯肌瘫痪
E. 小腿肌前群、外侧群瘫痪

135. 马蹄内翻足见于( )
A. 三角肌瘫痪
B. 斜方肌瘫痪
C. 小腿三头肌瘫痪
D. 前锯肌瘫痪
E. 小腿肌前群、外侧群瘫痪

136. 钩状足见于( )
A. 三角肌瘫痪
B. 斜方肌瘫痪
C. 小腿三头肌瘫痪
D. 前锯肌瘫痪
E. 小腿肌前群、外侧群瘫痪

137. 翼状肩见于( )
A. 三角肌瘫痪
B. 斜方肌瘫痪
C. 小腿三头肌瘫痪
D. 前锯肌瘫痪
E. 小腿肌前群、外侧群瘫痪

138. 关于背阔肌的作用,不对的是( )
A. 使肩内收
B. 使肩内旋
C. 使肩后伸
D. 运动肩胛骨
E. 上提躯干

139. 肌腹、肌腱比较,肌腹是( )
A. 由致密结缔组织构成
B. 色白
C. 位于肌的两端
D. 坚韧
E. 有收缩能力

140. 对维持人体直立起重要作用的肌,不包括( )
A. 肱三头肌
B. 臀大肌
C. 竖脊肌
D. 股四头肌
E. 小腿三头肌

二、填空题

1. 运动系统由______、______和______构成。
2. 骨由______、______和______三部分构成。
3. 骨髓充填______和______内,有______和______两种。

4.______和______围成椎孔。

5.开口于中鼻道的是______、______、______和______。

6.每个关节都有______、______和______这三个基本结构。

7.椎间盘位于相邻______之间,分两部分,中央部为______,周围部为______。

8.脊柱侧面观有四个生理弯曲,凸向前的是______和______。

9.肩关节由______和______构成。

10.膝关节由______、______和______连结而成。

11.肌包括______和______两部分。

12.腱鞘内层为______,外层为______。

13.膈收缩时膈穹隆______,胸腔容积______,助______。

14.臀大肌使髋关节______和______。

15.膝关节前交叉韧带可防止胫骨______,后交叉韧带可防止胫骨______。

三、名词解释

1.骨膜
2.长骨
3.骶管裂孔
4.鼻旁窦
5.骨连结
6.骶角
7.尺神经沟
8.垂体窝
9.下颌孔
10.肋弓
11.胸骨角
12.颅囟
13.骶管
14.骨髓
15.椎管
16.翼点
17.椎间盘
18.关节腔
19.脊柱
20.骨盆
21.腹股沟管
22.斜角肌间隙
23.髓核
24.坐骨大孔
25.坐骨小孔
26.拇对掌运动
27.耻骨联合
28.关节腔
29.黄韧带
30.乳突
31.屈
32.弓状线(半环线)
33.白线
34.腹直肌鞘
35.拮抗肌

四、简答题

1.颈椎、胸椎、腰椎各有何主要特征?
2.简述鼻旁窦的名称及其开口部位。
3.颅骨可区分为哪两部分?各部由哪些骨组成?
4.颅前、后窝各有哪些主要孔裂?
5.鼻腔外侧壁上主要有哪些结构?
6.试述眶腔的交通关系。
7.腕骨有哪几块?
8.骶前、后孔通入什么部位?骶管裂孔是怎样形成的?
9.肋可区分为哪几类?肋由什么构成?肋弓是怎样形成的?
10.肱骨体骨折易损伤哪个神经?为什么?
11.髋骨由哪几部分构成?
12.椎间孔的构成及其通行物是什么?
13.新生儿颅有哪些特征?
14.计数肋、椎骨主要的骨性标志有哪些?
15.躯干有哪些主要骨性标志?

16. 上肢有哪些主要骨性标志？
17. 上下肢各有哪些主要骨性标志？
18. 头部有哪些骨性标志？
19. 说明胸廓的组成及功能。
20. 说明髋关节构成及结构特点。
21. 说明膝关节的构成、结构特点及运动方式。
22. 试叙述踝关节的运动和组成。
23. 膝关节有哪些囊内、囊外韧带？说明囊内韧带的作用。
24. 胸廓上、下口各有哪些结构围成？
25. 使前臂旋前与旋后的肌各有哪些？
26. 使膝关节屈、伸的肌肉有哪些？
27. 膈上有哪几个裂孔？各有什么结构通过？
28. 说明膈的位置和构成。
29. 使足内翻与外翻的肌肉各有哪些？
30. 腹直肌鞘是怎样构成的？弓状线是怎样形成的？
31. 小腿后群肌深、浅层各有哪些肌肉？
32. 骨由哪几部分构成？
33. 试述翼点。
34. 老人为什么比儿童易发生骨折？
35. 试述骨盆的构成、区分及女性骨盆特点。
36. 硬膜外麻醉时，穿刺针头进入硬膜外腔需经过哪些结构？
37. 阐述关节的基本结构。
38. 阐述肩关节的构成、结构特点及运动。
39. 在脐下 7cm 处经腹直肌打开腹壁经过腹壁的哪些结构？
40. 阐述肘关节的运动及运动的主要肌肉。
41. 阐述腹股沟管的位置，其两口的位置构和其内容物。
42. 上腹经腹直肌切口到腹膜腔依次经哪些层次？
43. 上腹正中切口至腹膜腔依次经哪些结构？
44. 阑尾炎时经麦氏点做切口进入腹膜腔需经哪些层次？

五、填图题

1.

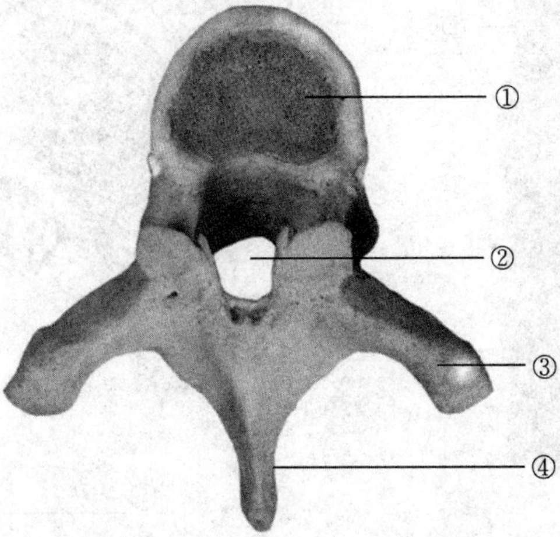

①________；②________；③________；④________

2.

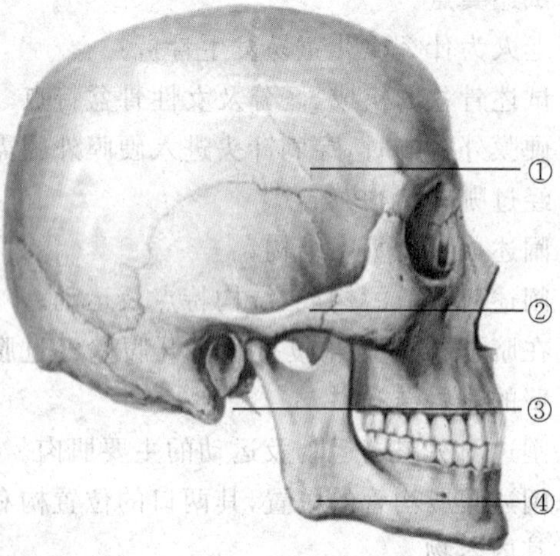

①________；②________；

③________；④________

3.

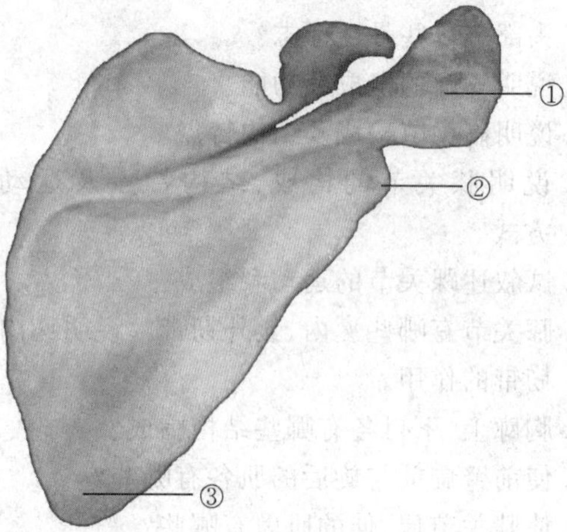

①________；②________；

③________

4.

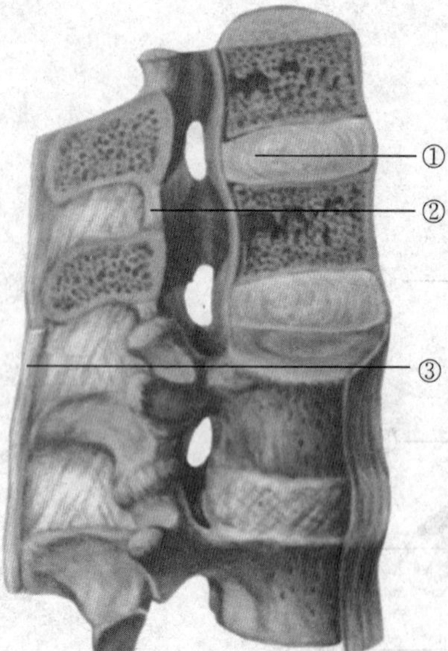

①________；②________；③________

5.

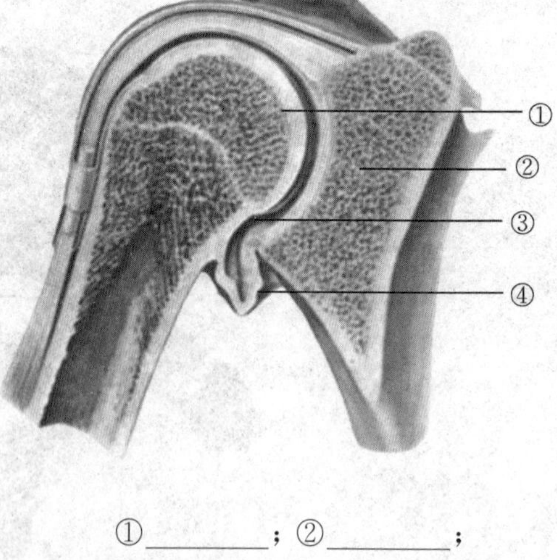

①________；②________；

③________；④________

6.

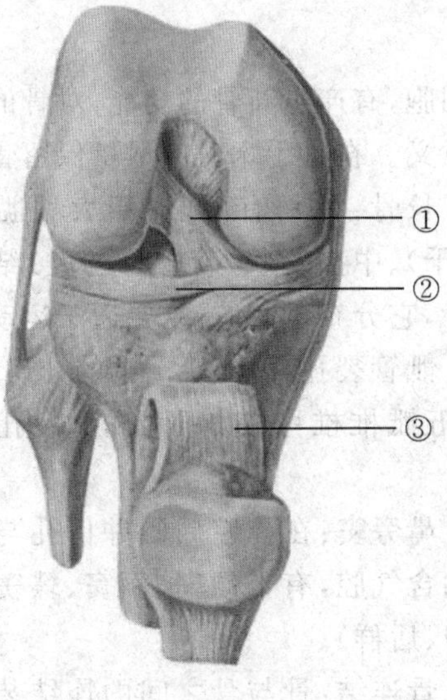

①________；②________；③________

7.

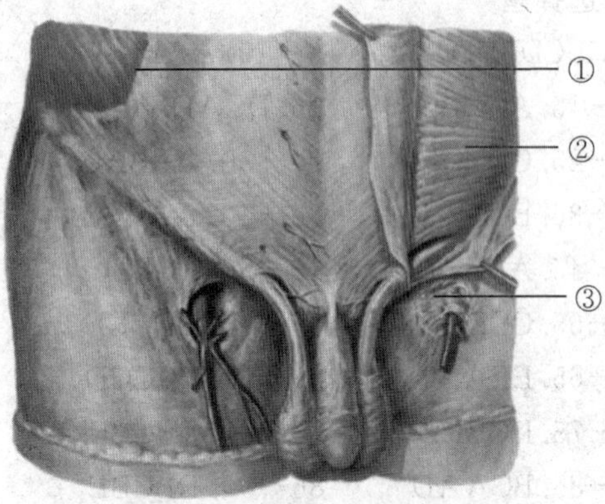

①________；②________；③________

8.

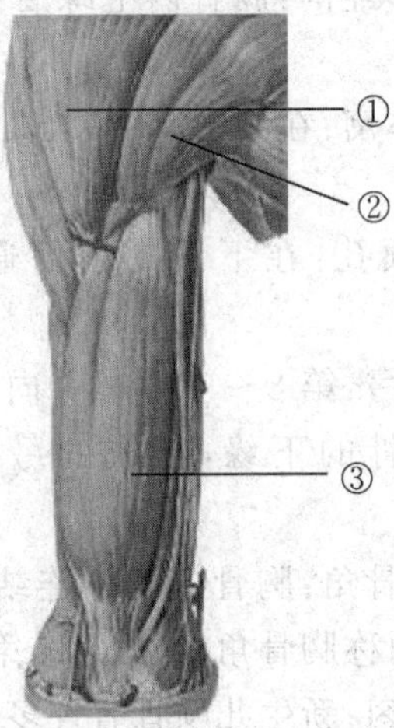

①________；②________；③________

9.

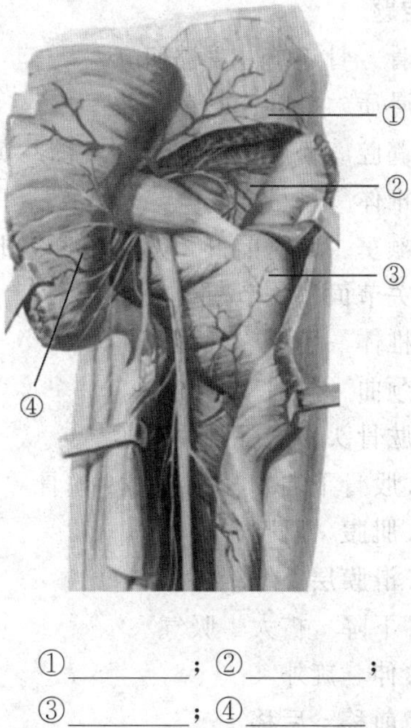

①________；②________；

③________；④________

参考答案

一、选择题

1—5. CDBDD　6—10. AABCC
11—15. ACBBC　16. DCADB
21—25. CDCCD　26—30. ABBAC
31—35. BCCBC　36—40. AAAAB
41—45. ABBDB　46—50. ECBBC
51—55. CCDDC　56—60. EDCEE
61—65. EEACC　66—70. ECCCD
71—75. DCBED　76—80. CECBB
81—85. BCAAD　86—90. DBCBE
91—95. CBADB　96—100. DDCAE
101—105. BBCDD　106—110. CBCAB
111—115. DCABD　116—120. BADBC
121—125. CBEAC　126—130. EBDAA
131—135. ABCBE　136—140. CDDEA

二、填空题

1. 骨　骨连结　骨骼肌
2. 骨质　骨膜　骨髓
3. 髓腔　松质的间隙　红骨髓　黄骨髓
4. 椎体　椎弓
5. 额窦　筛窦前群　筛窦中群　上颌窦
6. 关节面　关节囊　关节腔
7. 椎体　髓核　纤维环
8. 颈曲　腰曲
9. 肱骨头　肩胛骨关节盂
10. 股骨下端　胫骨上端　髌骨
11. 肌腹　肌腱
12. 滑膜层　纤维层
13. 下降　扩大　吸气
14. 伸　旋外
15. 前移　后移

三、名词解释

1. 骨膜：包被于骨表面，是由纤维结缔组织构成的膜。骨膜富有血管、神经、淋巴管和成骨细胞，有产生新骨的功能，对骨的再生有重要意义。在骨手术时应尽量保留骨膜。

2. 长骨：凡具有两端（膨大称骺）、一体（称骨干）、中空管状（管腔称髓腔）结构的骨是长骨，它分布于四肢，主要适于运动。

3. 骶管裂孔：是骶管下端的开口，它是第四、第五骶椎椎弓缺如形成的，裂孔两侧有骶角。

4. 鼻旁窦：在鼻腔周围并借孔与鼻腔相交通的含气腔，有上颌窦、额窦、蝶窦和筛窦（前、中、后群）。

5. 骨连结：骨与骨之间的连结装置称骨连结，包括直接连结、间接连结。

6. 骶角：在骶骨背面下方骶管裂孔两侧，由第五骶椎下关节突形成的上、下纵向隆起称骶角，是确定骶管裂孔的标志。

7. 尺神经沟：肱骨内上踝后面的浅沟称尺神经沟。

8. 垂体窝：在颅中窝中央，蝶鞍之凹处为垂体窝。

9. 下颌孔：在下颌支内面通向下颌管的孔。

10. 肋弓：第 8～10 肋软骨向上依次连于上位肋软骨的下缘，形成的弓形突起，称肋弓。

11. 胸骨角：胸骨柄和体连结处，形成微向前凸的角称胸骨角，侧方连结第 2 肋。

12. 颅囟：新生儿颅骨有许多骨尚未发育完全，骨与骨之间的间隙很大，这些间隙被结缔组织膜所封闭，称颅囟。

13. 骶管：由各骶椎的椎孔连结而成，是椎管的一部分。

14. 骨髓 ：位于骨髓腔和骨松质的间隙内，分红骨髓和黄骨髓两种。

15. 椎管 ：各椎骨椎孔连结起来形成的长管，其内有脊髓。

16. 翼点：颞窝内侧壁，额、顶、颞、蝶骨会合处，称翼点，常呈 H 形。该处骨质薄弱，易骨折，内面有脑膜中动脉前支通过。

17. 椎间盘：连结相邻两个椎体的纤维软骨盘，由周围部的纤维环和中央部的髓核构成。

18. 关节腔：由关节软骨与关节囊滑膜层围成的腔；内呈负压，含少量滑液。

19. 脊柱：由 24 块椎骨、1 块骶骨和 1 块尾骨连结形成的长柱状结构，称脊柱。

20. 骨盆：由骶骨、尾骨和两侧髋骨相连结而成的骨环，骨盆以界线为界，分为大骨盆和小骨盆。

21. 腹股沟管：位于腹股沟韧带内侧半上方的一个肌和韧带间的裂隙，男性有精索通过，女性有子宫圆韧带通过。

22. 斜角肌间隙：由前、中斜角肌与第 1 肋之间围成的三角形间隙，称为斜角肌间隙，内有锁骨下动脉和臂丛通过。

23. 髓核：是椎间盘的中央部，其周围被纤维环包绕，呈胶状，富有弹性。

24. 坐骨大孔：由骶棘韧带、骶结节韧带和坐骨大切迹围成坐骨大孔。

25. 坐骨小孔：由骶棘韧带、骶结节韧带和坐骨小切迹围成坐骨小孔。

26. 拇对掌运动：第一掌骨的外展、屈和旋内等动作的连续，使拇指尖和其他指的掌面相接触称拇对掌运动。

27. 耻骨联合：位于小骨盆前上部，由两侧耻骨联合面借耻骨间盘相连结构成。

28. 黄韧带：连结上、下相邻椎弓板的韧带，参与构成椎管的后壁。

29. 乳突：外耳门后下方的锥形突起，内有乳突小房。

30. 足弓：跗骨和跖骨依次连结，形成一向上呈拱形的弓突，称足弓。

31. 屈：绕冠状轴运动，运动时，相关节的骨之间夹角变小的运动称为屈。

32. 弓状线（半环线）：在脐下 4～5cm 的部位，腹直肌后面的腹直肌鞘后层移到腹直肌肌前面，留一凸向上的弧形游离下缘，称弓状线。

33. 白线：位于腹前壁正中线上，介于左、右腹直肌鞘之间，由两侧 3 层腹肌的腱膜纤维交织而成，上起剑突，下方止于耻骨联合。

34. 腹直肌鞘：由腹外斜肌腱膜、腹内斜肌腱膜和腹横肌腱膜构成，分前后两层，包绕腹直肌的鞘状结构。

35. 拮抗肌：分布于运动轴两侧，作用相反的肌称拮抗肌。

四、简答题

1. **答**：颈椎、胸椎、腰椎各自主要特征如下。

颈椎椎体小而椎孔较大，横突上有横突孔，第二至第六颈椎棘突短而末端分叉，关节突的关节面近似水平位。第一颈椎无椎体、无棘突，呈环形，故称为寰椎，其前弓后面有齿突凹。第二颈椎椎体上有齿突，又称为枢椎。第七颈椎棘突长，称隆椎，可作为椎骨计数标志。胸椎有肋凹和横突肋凹，棘突较长并伸向后下方，呈叠瓦状，关节突的关节面呈冠状位。腰椎椎体较大，棘突呈方形板状，几乎水平伸向后方，关节突关节面呈矢状位。

2. **答**：鼻旁窦包括蝶窦、筛窦、额窦、上颌窦，其中蝶窦开口于蝶筛隐窝；筛窦分为前、中、后三群，后群开口于上鼻道，前、中群开口于中鼻道；额窦及上颌窦，均开口于中鼻道。

3. **答**：颅骨可分为脑颅骨和面颅骨两部分。脑颅骨成对的有顶骨、颞骨；不成对的有枕骨、额骨、蝶骨、筛骨，共 8 块。面颅骨成对的有颧骨、腭骨、鼻骨、下鼻甲、上颌骨、泪骨；不成对的有犁骨、舌骨、下颌骨，共 15 块。

4. **答**：颅前窝有筛板上的筛孔。颅后窝有枕骨大孔、舌下神经管、内耳门和颈静脉孔。

5. **答**：鼻腔外侧壁上有上、中、下 3 个鼻甲，及上、中、下开道和鼻旁窦的开口。

6. **答**:眶腔的交通关系为通过视神经管和眶上裂与颅中窝相交通,通过眶下裂与颞下窝和翼腭窝相交通,通过眶下管、眶下孔与面部相交通,通过鼻泪管与鼻腔的下鼻道相交通。

7. **答**:腕骨由桡侧向尺侧,近侧列有手舟骨、月状骨、三角骨和豌豆骨(在三角骨的前方),远侧列有大多角骨、小多角骨、头状骨和钩骨。

8. **答**:骶前孔、骶后孔均通入骶管。骶前后孔分别有骶神经的前、后支通过。第4、5骶椎的椎弓板缺如,形成骶管裂孔。

9. **答**:肋可区分为三类,上7对肋称为真肋,8～12对肋称为假肋,第11～12对肋又称为浮肋。肋由前部的肋软骨及后部的肋骨构成。第八至第十助的肋骨借肋软骨与上位肋软骨相连形成肋弓。

10. **答**:肱骨体后内侧有一浅沟称为桡神经沟,有桡神经通过,故肱骨体骨折易损伤桡神经。

11. **答**:髋骨由髂骨、耻骨及坐骨构成。

12. **答**:椎间孔由上位椎骨的椎骨下切迹和下位椎骨的椎骨上切迹围成,其中有脊神经及血管通行。

13. **答**:新生儿颅的脑颅大于面颅;有颅囟(主要是前囟、后囟)。

14. **答**:计数肋的骨性标志为胸骨角平第二肋,肩胛下角平第7肋。

计数椎骨骨性标志为:隆椎棘突(第7颈椎),髂嵴最高点平第4腰椎棘突。

15. **答**:躯干的主要骨性标志有胸骨角、颈静脉切迹、剑突、肋弓、第7颈椎棘突等。

16. **答**:上肢的主要骨性标志为肩峰、肩胛冈,肩胛骨下角、喙突、肱骨大结节、肱骨内、外上髁,鹰嘴、尺骨头、尺骨茎突、桡骨头、桡骨茎突、豌豆骨等。

17. **答**:下肢的主要骨性标志为髂嵴、髂前上棘、髂后上棘、髂结节、坐骨结节、耻骨结节、大转子、股骨内上髁、股骨外上髁、髌骨、胫骨粗隆、内踝、腓骨头、外踝、跟骨结节等。

18. **答**:头部的骨性标志有颧弓、乳突、下颌角、枕外隆凸、下颌头等。

19. **答**:胸廓由12个胸椎、12对肋骨、胸骨及它们之间的连结组成。具有支持、保护和参与呼吸运动的功能。

20. **答**:髋关节由股骨头与髋臼连结构成,股骨头大,髋臼窝深,其稳固性大于灵活性。髋臼周缘附有髋臼唇,髋臼切迹被髋臼横韧带封闭。关节囊紧张而强韧,囊内有股骨头韧带。关节囊的周围韧带多,前方有髂股韧带加强,囊的后下部较薄弱,髋关节脱位常在此处发生。

21. **答**:膝关节由股骨、髌骨和胫骨构成。关节囊松弛、薄弱,囊内有半月板及前、后交叉韧带。囊外四周均有韧带(髌韧带,胫、腓侧副韧带)加固。主要做屈伸运动,在半屈曲状态下,小腿还可做少许旋内与旋外运动。

22. **答**:踝关节主要能作背屈(伸)和跖屈(屈)运动。由距骨和胫、腓骨下端构成。

23. **答**:膝关节外侧有胫侧、腓侧副韧带及髌韧带。膝关节内侧有前、后交叉韧带。前交叉韧带可限制胫骨过度前移,后交叉韧带可限制胫骨过度后移,加强膝关节稳固性。

24. **答**:胸廓上口由胸骨柄上缘,第1肋和第1胸椎体共同构成。胸廓下口由第12胸椎体、第12肋、第11肋前端、肋弓和剑突围成。

25. **答**:使前臂旋前的肌有旋前圆肌、旋前方肌;使前臂旋后的肌有旋后肌和肱二头肌。

26. **答**:伸膝关节的肌肉是股四头肌;屈膝关节的肌肉有股二头肌、半腱肌、半膜肌、缝匠肌和腓肠肌。

27. **答**:横膈上有主动脉裂孔、食管裂孔和腔静脉孔三个裂孔。其中主动脉裂孔中有降主动脉和胸导管通过;食管裂孔内有食管和迷走神经的前、后干通过;腔静脉孔中有下腔静脉通过。

28. **答:**横膈位于胸腹腔之间,为胸腔底和腹腔顶,由中央的中心腱和周边的肌性部构成。

29. **答:**使足内翻的肌肉是胫骨前肌和胫骨后肌,使足外翻的肌肉是腓骨长肌与腓骨短肌。

30. **答:**腹直肌鞘包裹腹直肌,前层由腹外斜肌胞膜与腹内斜肌腱膜的前层愈合而成,后层在弓状线以上,由腹内斜肌腱膜的后层与腹横肌腱膜愈合而成。在脐下 4～5cm 以下,构成鞘后层的腹内斜肌腱膜的后层和腹横肌腱膜,完全转至腹直肌前面,参与构成鞘的前层,所以此处缺乏鞘的后层。从后方观察腹直肌鞘时,可见后层的游离下缘为凸向上方的弧形线,称弓状线(半环线)。

31. **答:**小腿后群肌浅层有腓肠肌和比目鱼肌(即小腿三头肌),深层有胫骨后肌、趾长屈肌、拇长屈肌。

32. **答:**骨主要由骨质、骨膜和骨髓构成。

33. **答:**翼点位于颅的侧面,是额、顶、颞、蝶骨会合处,形成 H 形缝,是颅侧面最薄弱处,易骨折。其内面常有血管沟,有脑膜中动脉前支通过。骨折时常伴有脑膜中动脉破裂出血,形成硬膜外血肿,故临床 X 线检查及手术时应注意翼点。

34. **答:**老人与儿童相比,有机质相对比例减少,而无机质相对增加,骨质硬而脆,故易发生骨折。

35. **答:**骨盆由骶骨、尾骨和两侧髋骨连结而成,以骶岬、两侧的骶骨翼、弓状线、耻骨梳、耻骨嵴和耻骨联合上缘为界线分为大、小骨盆。女性骨盆外形短而宽,上口近于圆形较宽大,小骨盆腔呈筒状,骨盆下口的耻骨下角也较大(90°～100°)。这些特征与分娩功能有关。

36. **答:**硬膜外麻醉时,穿刺针头进入硬膜外腔需经皮肤、浅筋膜、棘上韧带、棘间韧带和黄韧带等结构。

37. **答:**关于基本结构有关节面、关节囊和关节腔。关节面覆有关节软骨,光滑富弹性,可减少运动时的冲击及摩擦。关节囊附于关节面周缘,分为纤维层(外)、滑膜层(内),滑膜层能分泌少量滑液,起润滑作用。关节腔由关节软骨和滑膜层围成的密闭的腔,呈负压,可增强关节稳固性。

38. **答:**肩关节由肱骨头和肩胛骨关节盂构成。其结构特点是:关节盂浅小,肱骨头大,有关节盂唇;关节囊薄而松弛,是全身运动最灵活的关节。关节囊上壁、前壁、后壁有韧带或肌腱加强,下壁薄弱,肩关节易往下脱位。

可作屈、伸、收、展、旋内、旋外和环转运动。

39. **答:**在脐下 7cm 处经腹直肌打开腹壁依次经过:皮肤、浅筋膜、腹直肌鞘前层、腹直肌、腹横筋膜、腹膜外组织、壁腹膜、腹膜腔。

40. **答:**肘关节可做屈、伸、旋前和旋后运动。屈肘时的主要肌肉有肱二头肌、肱肌。伸肘时的主要肌肉有肱三头肌。旋前时的主要肌肉有旋前圆肌、旋前方肌。旋后时的主要肌肉有旋后肌、肱二头肌。

41. **答:**腹股沟管位于腹前外侧壁下部,腹股沟韧带内侧半上方。有两口四壁,内口为深环,位于腹股沟韧带中点上方约 1.5cm 处;外口为皮下环,位于耻骨结节稍外上方。男性有精索,女性有子宫圆韧带通过。

42. **答:**上腹经腹直肌切口到腹膜腔由浅入深是皮肤→浅筋膜→腹直肌鞘前层→腹直肌→腹直肌鞘后层→腹横筋膜→腹膜外组织→壁腹膜→腹膜腔。

43. **答:**上腹正中切口至腹膜腔依次经皮肤→浅筋膜→腹白线→腹横筋膜→腹膜外组织→壁腹膜→腹膜腔。

44. **答:**阑尾炎时经麦氏点做切口进入腹膜腔需经皮肤→浅筋膜→腹外斜肌腱膜→腹内斜肌→腹横肌→腹横筋膜→十腹膜外组织→壁腹膜→腹膜腔。

五、填图题

1. ①椎体；②锥孔；③横突；④棘突
2. ①翼点；②颧弓；③乳突；④下颌角
3. ①肩峰；②关节盂；③下角
4. ①椎间盘；②黄韧带；③棘上韧带
5. ①肱骨头；②关节盂；③关节腔；④关节囊
6. ①前交叉韧带；②半月板；③髌韧带
7. ①腹外斜肌；②腹内斜肌；③腹股沟管浅环
8. ①三角肌；②胸大肌；③肱二头肌
9. ①臀中肌；②臀小肌；③大转子；④臀大肌

第二章　消化系统

一、选择题

1. 上消化道不包括（　）
A. 空肠　　B. 十二指肠
C. 口腔　　D. 胃
E. 以上选项都正确

2. 下消化道不包括（　）
A. 结肠　　B. 十二指肠
C. 回肠　　D. 盲肠
E. 以上选项都正确

3. 上消化道是指（　）
A. 口腔至食管
B. 口腔至胃
C. 口腔至咽
D. 口腔至十二指肠空肠曲
E. 以上选项都正确

4. 下消化道的起始部（　）
A. 十二指肠球部
B. 十二指肠空肠曲以下
C. 十二指肠升部
D. 空肠末端
E. 以上选项都正确

5. 内脏不包括（　）
A. 泌尿系统　　B. 呼吸系统
C. 消化系统　　D. 内分泌系统
E. 以上选项都正确

6. 关于内脏的叙述正确的是（　）
A. 包括消化、呼吸和泌尿 3 个系统
B. 心是内脏器官
C. 各系统都借孔、道直接或间接与外界相通
D. 全部位于胸、腹腔内
E. 以上选项都正确

7. 属中空性器官的是（　）
A. 气管、肺　　B. 肾、输尿管、膀胱
C. 胃、肝　　D. 输卵管、子宫盲肠
E. 以上选项都正确

8. 属实质性器官的是（　）
A. 肝、胰　　B. 肾、输尿管
C. 主支气管、肺　　D. 前列腺、输精管
E. 以上选项都正确

9. 有“门”的器官是（　）
A. 气管　　B. 肾
C. 输卵管　　D. 横结肠
E. 以上选项都正确

10. 对口腔的描述中，不正确的为（　）
A. 向后经咽峡与咽相通
B. 向前经口裂通外界
C. 口腔两侧为颊
D. 当上、下牙列咬合时，口腔前庭与固有口腔互不相通
E. 以上选项都正确

11. 不含味蕾的结构是（　）
A. 菌状乳头　　B. 轮廓乳头
C. 软腭的黏膜上皮　　D. 丝状乳头
E. 以上选项都正确

12. 下列哪项属于舌下面的结构（　）
A. 舌系带
B. 腮腺管开口的部位
C. 舌扁桃体
D. 腭舌弓
E. 以上选项都正确

13. 一侧收缩时，使舌尖伸向对侧的肌是（　）
A. 颏舌肌　　B. 茎突舌肌
C. 舌骨舌肌　　D. 腭舌肌
E. 以上选项都正确

14. 关于腭的叙述正确的是（　）
A. 前 1/3 为硬腭
B. 后 1/3 为软腭
C. 自腭帆向两侧的弓形皱襞，前方一对称腭咽弓
D. 软腭又称腭帆
E. 以上选项都正确

15. 关于舌的叙述正确的是（　）
A. 为肌性器官，表面被覆黏膜
B. 丝状乳头不含味蕾
C. 界沟之后为舌根，占舌的后 1/3
D. 以上全对
E. 以上选项都正确

16. 关于牙齿的描述正确的是（　）
A. 上颌第二磨牙为双根牙
B. 牙的最外层被牙周膜包绕
C. 磨牙都有三个根
D. 下颌牙齿牙髓的主要成分来自下牙槽的血管和神经
E. 以上选项都正确

17. 关于牙的叙述正确的是（　）
A. 牙完全由牙本质构成
B. 牙腔内有牙髓
C. 可分牙冠和牙根两部
D. 乳牙和恒牙均有前磨牙
E. 以上选项都正确

18. $\begin{array}{c|c} & \\ \hline 5 & \end{array}$表示（　）
A. 右下颌第 2 前磨牙
B. 右下颌第 2 乳磨牙
C. 左下颌第 2 前磨牙
D. 左下颌第 2 乳磨牙
E. 以上选项都正确

19. $\begin{array}{c|c} & \text{III} \\ \hline & \end{array}$表示（　）
A. 左上颌尖牙　　B. 右上颌尖牙
C. 右上颌乳尖牙　D. 左上颌乳尖牙
E. 以上选项都正确

20. $\begin{array}{c|c} & \\ \hline 7 & \end{array}$表示（　）
A. 右下颌第 2 磨牙
B. 右下颌第 2 磨牙
C. 左下颌第 2 前磨牙
D. 左下颌第 2 磨牙
E. 以上选项都正确

21. $\begin{array}{c|c} 3 & \\ \hline & \end{array}$表示（　）
A. 右上颌尖牙　　B. 右上颌乳尖
C. 左上颌尖牙　　D. 左上颌乳尖牙
E. 以上选项都正确

22. 牙周组织（　）
A. 釉质　　B. 牙龈
C. 牙腔　　D. 牙髓
E. 以上选项都正确

23. 牙周组织不包括（　）
A. 牙槽骨　　B. 牙周膜
C. 牙龈　　D. 牙骨质
E. 以上选项都正确

24. 张口时从口腔底部看不到的结构是( )
A. 舌扁桃体 B. 舌系带
C. 舌下阜 D. 舌下襞
E. 以上选项都正确

25. 有关牙构成的叙述错误的是( )
A. 牙质为牙的主体
B. 牙腔容纳牙髓
C. 牙根表面包有牙骨质
D. 牙颈表面包有牙釉质
E. 以上选项都正确

26. 6～7 岁开始出的牙称为( )
A. 乳牙 B. 恒牙
C. 尖牙 D. 磨牙
E. 以上选项都正确

27. 6 个月开始出的牙称为( )
A. 乳牙 B. 磨牙
C. 尖牙 D. 恒牙
E. 以上选项都正确

28. 关于是颏舌肌正确的是( )
A. 为舌内肌
B. 是平滑肌
C. 两侧收缩时可拉舌向前下方
D. 一侧收缩舌尖伸向同侧
E. 以上选项都正确

29. 腭扁桃体位于( )
A. 口腔内 B. 咽口咽部
C. 腭舌弓前方 D. 咽隐窝内
E. 以上选项都正确

30. 咽( )
A. 上通颅腔,下连食管
B. 为上窄下宽的肌性管道
C. 可分为鼻咽、口咽和喉咽三部分
D. 鼻咽与口咽以咽峡为界
E. 以上选项都正确

31. 咽( )
A. 是消化道与呼吸道的共同通道
B. 喉咽向下移行于喉腔
C. 口咽经咽鼓管咽口,借咽鼓管通中耳鼓室
D. 鼻咽有梨状隐窝,常为异物滞留处
E. 以上选项都正确

32. 关于咽的说法,错误的是( )
A. 与鼓室相通
B. 上起颅底
C. 下至第 6 颈椎下缘
D. 喉咽部下方接喉
E. 以上选项都正确

33. 扁桃体位于( )
A. 腭咽弓后方
B. 软腭后方
C. 腭舌弓前方
D. 腭舌弓与腭咽弓之间
E. 以上选项都正确

34. 关于咽峡的正确描述是( )
A. 是咽腔最窄处
B. 是消化道和呼吸道的交叉处
C. 其上界为硬腭
D. 下界为舌根
E. 以上选项都正确

35. 关于大唾液腺的正确描述是( )
A. 舌下阜是舌下腺管的唯一开口
B. 腮腺管开口于上颌第二磨牙牙冠
C. 下颌下腺大管开口于舌下襞
D. 腮腺为唾液腺中最大的一对
E. 以上选项都正确

36. 大唾液腺 ( )

A. 3 对大唾液腺均有导管开口于舌下阜
B. 舌下腺小管也开口于舌下阜
C. 最大的一对为腮腺，腮腺管开口于舌下襞
D. 腮腺管开口于平对上颌第 2 磨牙的颊黏膜处
E. 以上选项都正确

37. 腮腺管( )
A. 发自腺的前缘下方
B. 开口于与上颌第二前磨牙相对的颊黏膜处
C. 在颧弓下二横指处越过咬肌表面
D. 开口于与上颌第二磨牙相对的颊黏膜处
E. 以上选项都正确

38. 腮腺开口于( )
A. 舌下阜
B. 舌系带
C. 上颌第二磨牙相对的颊黏膜
D. 舌下襞
E. 以上选项都正确

39. 下颌下腺开口于( )
A. 舌下阜　　B. 舌下襞
C. 颊黏膜　　D. 口腔前庭颊黏膜
E. 以上选项都正确

40. 鼻咽癌的好发部位( )
A. 喉咽　　B. 口咽
C. 梨状隐窝　　D. 咽隐窝
E. 以上选项都正确

41. 咽与食管的分界处平( )
A. 第 6 颈椎体上缘
B. 第 4 颈椎体上缘
C. 第 6 颈椎体下缘
D. 第 4 颈椎体下缘
E. 以上选项都正确

42. 食管的第一个狭窄约距中切牙( )
A. 15cm　　B. 25cm
C. 40cm　　D. 50cm
E. 以上选项都正确

43. 食管的第二个狭窄约距中切牙( )
A. 15cm　　B. 25cm
C. 40cm　　D. 50cm
E. 以上选项都正确

44. 食管第三个狭窄约距中切牙( )
A. 15cm　　B. 25cm
C. 40cm　　D. 50cm
E. 以上选项都正确

45. 食管的第三个狭窄约平( )
A. 第 8 胸椎　　B. 第 9 胸椎
C. 第 10 胸椎　　D. 第 12 胸椎
E. 以上选项都正确

46. 关于食管的描述哪项是正确的( )
A. 食管按行程可分 3 段，其腹段最长
B. 食管的第 1 狭窄距中切牙约 25cm
C. 食管的第 2 狭窄在其与左支气管交叉处
D. 成人的食管长约 40cm
E. 以上选项都正确

47. 关于食管的描述哪项错误( )
A. 全长约 25cm
B. 起始处距中切牙 15cm
C. 与左主支气管交叉处有狭窄
D. 向下续于十二指肠
E. 以上选项都正确

48. 关于胃的描述哪项是正确的( )
A. 中等度充盈时，大部分位于左季肋区

和腹上区
B. 胃底位于胃的最低部
C. 幽门窦又称幽门部
D. 幽门管位于幽门窦的右侧部
E. 以上选项都正确

49. 关于胃的描述哪项是正确的（　）
A. 分为胃弯、胃体和胃窦
B. 胃入口称幽门，出口称贲门
C. 角切迹将胃窦分为幽门窦和幽门管
D. 幽门窦与幽门管之间有中间沟
E. 以上选项都正确

50. 胃的分部不包括（　）
A. 贲门部　B. 胃体
C. 胃底　D. 角切迹
E. 以上选项都正确

51. 有关胃的说法哪一种是错误（　）
A. 胃分四部分
B. 胃壁肌是平滑肌，外膜是浆膜
C. 胃主要位于腹上区
D. 入口为贲门，出口为幽门
E. 以上选项都正确

52. 对胃的描述不正确的是（　）
A. 有两壁、两口、两缘
B. 属腹膜内位器官
C. 后壁邻网膜囊
D. 大弯侧有一角切迹
E. 以上选项都正确

53. 胃窦指的是（　）
A. 胃小弯　B. 幽门部
C. 幽门管　D. 幽门窦
E. 以上选项都正确

54. 不与胃后壁相邻的器官是（　）
A. 横结肠　B. 胰
C. 左肾　D. 右肾上腺
E. 以上选项都正确

55. 当行胃镜检查时，为避免胃镜进入呼吸道，常需嘱患者作（　）
A. 发“啊”音
B. 咳嗽动作
C. 转动头部位置
D. 吞咽动作
E. 以上选项都正确

56. 关于小肠的描述哪项是正确的（　）
A. 又称系膜小肠
B. 空肠黏膜有集合淋巴滤泡
C. 包括十二指肠、空肠和回肠三部分
D. 分空肠和回肠两部分
E. 以上选项都正确

57. 关于十二指肠的描述正确的是（　）
A. 呈 C 形包绕胰体
B. 降部前外侧壁有十二指肠大乳头
C. 上部又称球部
D. 降部于第 1～3 腰椎的右侧及右肾内侧缘前面下降
E. 以上选项都正确

58. 关于十二指肠的描述正确的是（　）
A. 为腹膜外位器官
B. 只接受胃液和胆汁注入
C. 分为上部、降部、水平部
D. 呈“C”形包绕胰头
E. 以上选项都正确

59. 关于十二指肠的描述正确的是（　）
A. 是下消化道的起始端
B. 十二指肠上曲由幽门管和十二指肠上部共同形成
C. 上部起始段为十二指肠球
D. 十二指肠降部是溃疡病的好发部位

E. 以上选项都正确

60. 对十二指肠悬肌的描述错误的是( )
A. 临床上称为 Treitz 韧带
B. 将十二指肠空肠曲固定于腹后壁
C. 是手术确认空肠起始部的标志
D. 胆总管行于其中
E. 以上选项都正确

61. 十二指肠大乳头位于( )
A. 上部　B. 降部
C. 升部　D. 水平部
E. 以上选项都正确

62. 关于空肠、回肠说法正确的是( )
A. 空肠管壁厚
B. 回肠约占小肠全长远侧的 2/5
C. 空肠血供差
D. 回肠管壁色较红
E. 以上选项都正确

63. 对小肠的描述错误的是( )
A. 上端接幽门
B. 是最长的一段消化管
C. 分空肠、回肠两部分
D. 下端续于盲肠
E. 以上选项都正确

64. 空肠的特点( )
A. 血管弓少　B. 色泽较淡
C. 管径较小　D. 管壁较薄
E. 以上选项都正确

65. 具有结肠带、结肠袋和肠脂垂的消化管( )
A. 结肠　B. 直肠
C. 空肠　D. 回肠
E. 以上选项都正确

66. 关于大肠的描述正确的是( )
A. 各部均有结肠带、结肠袋和肠脂垂
B. 盲肠为大肠的起始部，位于右髂窝
C. 直肠的会阴曲凸向后
D. 结肠可分为升结肠、横结肠和降结肠三部
E. 以上选项都正确

67. 大肠不包括( )
A. 回肠　B. 盲肠
C. 直肠　D. 阑尾
E. 以上选项都正确

68. 肛管腔面黏膜与皮肤的分界标志( )
A. 肛白线　B. 痔环
C. 肛梳　D. 齿状线
E. 以上选项都正确

69. 有关盲肠的叙述，何者错误( )
A. 位于右髂窝内
B. 为大肠起始部
C. 有 3 条结肠带
D. 属腹膜间位器官
E. 以上选项都正确

70. 结肠带、结肠袋、肠脂垂存在于( )
A. 直肠　B. 十二指肠
C. 阑尾　D. 结肠
E. 以上选项都正确

71. 没有结肠带的肠管是( )
A. 盲肠　B. 横结肠
C. 乙状结肠　D. 直肠
E. 以上选项都正确

72. 不属于肛管的结构是( )
A. 肛柱　B. 肛窦
C. 齿状线　D. 直肠横襞
E. 以上选项都正确

73. 阑尾连于( )
A. 盲肠下端 B. 盲肠内侧壁
C. 盲肠后壁 D. 盲肠后内侧壁
E. 以上选项都正确

74. 关于阑尾的描述正确的是( )
A. 属腹膜间位器官
B. 根部是三条结肠带集中之处
C. 动脉来自肠系膜下动脉
D. 附于结肠起始部
E. 以上选项都正确

75. 关于直肠的描述正确的是( )
A. 分为盆部和会阴部
B. 有凹向后的会阴曲
C. 有凸向前的骶曲
D. 在第1骶椎平面接乙状结肠
E. 以上选项都正确

76. 关于直肠的说法错误的是( )
A. 男性直肠前方有膀胱、前列腺、精囊
B. 白线为肛门内外括约肌的分界线
C. 肝管内面纵行黏膜皱襞称肛柱
D. 全长10～14cm较直、无弯曲
E. 以上选项都正确

77. 肝的基本结构和功能单位( )
A. 肝索 B. 肝板
C. 肝血窦 D. 肝小叶
E. 以上选项都正确

78. 关于肝的描述正确的是( )
A. 位于右季肋区和腹上区
B. 上界在右锁骨中线平第5肋
C. 前下缘(即下缘前部)钝圆
D. 上面凹凸不平,可分4叶
E. 以上选项都正确

79. 关于肝的说法错误的是( )
A. 在左纵沟前部有肝圆韧带
B. 肝是腹膜内位器官
C. 大部分位于右季肋部和上腹部
D. 肝门处有肝固有动脉、肝门静脉、神经、淋巴管和肝管出入
E. 以上选项都正确

80. 肝下界在腹上区可达剑突下( )
A. 1cm B. 2cm
C. 3～5cm D. 5～7cm
E. 以上选项都正确

81. 关于肝体表投影哪项是错误的( )
A. 肝上界与膈穹隆一致
B. 腹上区可触到肝
C. 7岁以下小孩肝下界可低于右肋弓
D. 肝下界超过右肋弓必是肝肿大
E. 以上选项都正确

82. 关于肝门的描述正确的是( )
A. 肝左、右管由此穿出
B. 胆总管由此穿出
C. 肝动脉的左、右支由此穿出
D. 肝静脉的左、右支由此穿出
E. 以上选项都正确

83. 不属于肝门的结构是( )
A. 肝管 B. 肝固有动脉
C. 门静脉 D. 胆总管
E. 以上选项都正确

84. 通过第二肝门的结构是( )
A. 肝管 B. 肝静脉
C. 肝固有动脉 D. 肝门静脉
E. 以上选项都正确

85. 肝右叶、左叶的分界标志( )
A. 肝门 B. 冠状韧带.
C. 镰状韧带 D. 肝圆韧带

E. 以上选项都正确

86. 肝外胆道不包括( )
A. 肝右管　B. 肝左管
C. 胆囊管　D. 胰管
E. 以上选项都正确

87. 胆总管和胰管共同开口于( )
A. 十二指肠上部　B. 十二指肠降部
C. 十二指肠升部　D. 十二指肠水平部
E. 以上选项都正确

88. 关于胆囊的描述正确的是( )
A. 为分泌胆汁的器官
B. 位于肝的胆囊窝内
C. 胆囊管和肝左、右管合成胆总管
D. 后端圆钝为胆囊底
E. 以上选项都正确

89. 关于肝门的说法正确的是( )
A. 位于肝的方叶与左叶之间
B. 门静脉为出肝门的血管
C. 有胆总管、肝固有动脉及神经通过
D. 肝固有动脉位于门静脉的左前方
E. 以上选项都正确

90. 关于肝外胆道的描述正确的是( )
A. 胆囊管汇入肝左管
B. 肝左、右管汇合成肝总管
C. 肝胰壶腹开口于十二指肠上部
D. 肝总管与胰管合成肝胰壶腹
E. 以上选项都正确

91. 关于肝的形态的描述正确的是( )
A. 膈面被冠状韧带分为左、右两叶
B. 右纵沟前部有静脉韧带
C. 左纵沟前部有肝镰状韧带
D. 左、右纵沟与横沟的前方是方叶
E. 以上选项都正确

92. 关于胆总管的正确描述是( )
A. 由左、右肝管汇合而成
B. 位于肝十二指肠韧带内
C. 开口于十二指肠上部
D. 是胆囊管的延续
E. 以上选项都正确

93. 肝圆韧带由( )闭锁而成
A. 脐动脉
B. 脐静脉
C. 静脉韧带
D. 动脉导管
E. 以上选项都正确

94. 对于胆总管的不正确描述是( )
A. 斜穿十二指肠降部后内侧壁
B. 下降于十二指肠与胰头之间
C. 与胰管汇合，形成肝胰壶腹
D. 与胰管汇合，其管腔扩大叫十二指肠大乳头
E. 以上选项都正确

95. 关于胆总管的描述正确的是( )
A. 由左、右肝管汇合而成
B. 由肝总管和胆囊管合成
C. 直接开口于十二指肠上部
D. 在肝十二指肠韧带后方下降
E. 以上选项都正确

96. 肝门通过的结构不包括( )
A. 门静脉及其分支
B. 肝固有动脉分支
C. 左肝管
D. 肝静脉
E. 以上选项都正确

97. 阑尾根部的体表投影是( )
A. 脐与右髂前上棘连线的中、外 1/3 交点处

B. 两侧髂结节连线的中、右 1/3 交点处
C. 两侧髂前上棘连线的中点处
D. 脐与右髂前上棘连线中、内 1/3 交点处
E. 以上选项都正确

98. 胆囊三角由( )
A. 肝左管、肝右管与肝的脏面围成
B. 胆总管、肝总管与肝的下面共同围成
C. 肝总管、胆囊管和肝的脏面围成
D. 肝右管、胆囊管与尾状叶共同围成
E. 以上选项都正确

99. 关于胆总管的正确描述是( )
A. 位于肝胃韧带内
B. 由肝左、右管汇合而成
C. 位于十二指肠降部的前面
D. 与胰管汇合共同开口于十二指肠大乳头
E. 以上选项都正确

100. 属于腹膜内位器官的是( )
A. 肝 B. 肾上腺
C. 卵巢 D. 子宫
E. 以上选项都正确

101. 属于腹膜内位器官的是( )
A. 升结肠 B. 胃
C. 子宫 D. 输尿管
E. 以上选项都正确

102. 属于腹膜间位器官的是( )
A. 肾 B. 横结肠
C. 脾 D. 肝
E. 以上选项都正确

103. 属于腹膜外位器官的是( )
A. 胰 B. 胆囊
C. 胃 D. 脾
E. 以上选项都正确

104. 不属于腹膜内位器官的是( )
A. 胃 B. 肝
C. 盲肠 D. 空肠
E. 以上选项都正确

105. 下列不属于腹膜外位器官的是( )
A. 肾 B. 胰
C. 输尿管 D. 脾
E. 以上选项都正确

106. 小网膜包括( )
A. 肝胃韧带和肝圆韧带
B. 肝十二指肠韧带和胃脾韧带
C. 肝胃韧带和肝十二指肠韧带
D. 肝胃韧带和胃结肠韧带
E. 以上选项都正确

107. 关于腹膜和腹膜腔描述正确的是( )
A. 腹膜腔为完全封闭的浆膜腔
B. 腹膜有保护、支持脏器及分泌、吸收功能
C. 下腹部腹膜的吸收力较上部强
D. 仰卧时最低处为直肠子宫陷凹
E. 以上选项都正确

108. 站立时女性腹腔的最低处是( )
A. 膀胱子宫陷凹
B. 直肠子宫陷凹
C. 肝肾隐窝
D. 直肠膀胱陷凹
E. 以上选项都正确

109. 下列关于腹膜，错误的是( )
A. 为浆膜
B. 可形成系膜、韧带和陷凹
C. 分为脏腹膜和壁腹膜
D. 男性和女性都是封闭的

E. 以上选项都正确

110. 关于胰的叙述正确的是( )

A. 胰管开口于十二指肠

B. 胰尾和肝门邻接

C. 胰头后方有门静脉

D. 是内分泌腺

E. 以上选项都正确

111. 有关胰的说法,错误的是( )

A. 是人体最大的消化腺

B. 可分为头、体、尾三部分

C. 胰管与胆总管汇合,开口于十二指肠

D. 胰管贯穿胰的全长

E. 以上选项都正确

112. 关于胰腺的分部,不对的是( )

A. 胰头　　B. 胰尾

C. 胰体　　D. 胰管

E. 以上选项都正确

二、填空题

1. 消化系统包括______和______两大部分。
2. 口腔可分为前外侧部______和后内侧部的______两部分。腭分____和____两部。
3. 人的一生先后有两组牙发生,第 1 组牙称______,共有____个。第 2 组牙称______,共有______个。
4. 颏舌肌一侧收缩使舌尖伸向______侧,双侧收缩使舌向______伸。若一侧颏舌肌瘫痪,伸舌时使舌尖偏向______。
5. 牙在外形上可分为______、______和____三部分。
6. 牙周组织包括______、______和______三部分。
7. 感受味觉的舌乳头是______、______和______。
8. 消化腺包括______、______和______等大消化腺以及消化管壁内的小腺体。
9. 唾液腺又称口腔腺,主要包括______、______和______三对。
10. 腭扁桃体位于______和______之间的扁桃体窝内。
11. 咽是______和______的共同通道,它分为______、______和______三部分。
12. 咽腔鼻部的侧壁上有______口,咽腔借此与中耳的______相通。
13. 食管上端约在第______颈椎体下缘平面与______相续,下端连接胃的______门。食管依其行程分为______、______和______三部。
14. 在中等充盈时,胃的大部分位于______,小部分位于______。
15. 胃的入口称______,与______相接;出口为______与______相延续。
16. 胃的幽门部,可分为左侧的______和右侧的______两部分。
17. 小肠上接胃的______,下接______,分____、______和______三部。
18. 十二指肠呈“C”形包绕______,可分为____、______、______和______四部分。
19. 十二指肠悬肌的作用是将______固定于腹后壁,也是临床手术中确定______起端的标志。
20. 十二指肠大乳头位于十二指肠的______部,它是______和______的共同开口。
21. 大肠可分为______、______、______、______和______五部分。
22. 结肠和盲肠在形态上有______、______和______三大特征,借此与小肠区别。
23. 结肠分为______、______、______和______四部分。
24. 直肠在矢状面上有两个弯曲,上部的凸向后方叫______;下部的凸向前方叫______。
25. 肝的膈面借______韧带分为______和______两叶;脏面借 H 沟分为______、____

__、______和______四叶。

26. 肝大部分位于______和______，小部分位于______。
27. 胆囊位于肝下面的______内，由前向后可分为______、______、______和______四部分。
28. 胆囊底的体表投影在______侧______与______交点的稍下方。
29. 胆总管由________和________合成的，在______韧带内下降，最后与______汇合共同开口于______。
30. 平时状态下，肝分泌的胆汁经左右________、______和______贮存于______内。当进食时，胆汁经______和______排入十二指肠腔。
31. 把肠管悬吊于腹后壁的系膜，主要有________、________、________和______。
32. 腹膜移行形成陷凹在男性盆腔中只有______，在女性盆腔中则有______和______两个。

三、名词解释

1. 上消化道
2. 下消化道
3. 咽隐窝
4. 回盲瓣
5. 肝门
6. 肝胰壶腹
7. 咽峡
8. 咽淋巴环
9. 十二指肠悬韧带
10. 麦氏点
11. 肛窦
12. 胆囊三角
13. 齿状线
14. 小网膜
15. 肝胰壶腹
16. 腹膜腔
17. 直肠子宫陷凹
18. 内脏
19. 十二指肠大乳头
20. 大网膜
21. 肝裸区
22. 牙周组织

四、简答题

1. 一幼儿误食弹珠，两天后在粪便中发现，请按顺序写出该弹珠都经过哪些器官排出体外。
2. 简述胰的位置和分部，以及胰液经输出管排入十二指肠的途径。
3. 如何鉴别大肠与小肠？
4. 简述 3 对大唾液腺的名称、位置及开口部位。
5. 食管分哪几部？三个狭窄部在何处？各距中切牙多少厘米？
6. 试述咽的位置、分部及交通。
7. 试述胃的位置、分部和毗邻。
8. 简述肝下界。
9. 胆汁在何处产生？正常情况下如何排入十二指肠腔的？
10. 为什么胰头癌患者常出现黄疸、肠梗阻等症状？
11. 为什么腹膜炎症或腹部手术后的患者多采取半卧位？
12. 腹膜腔积液时，患者仰卧位和坐位时各自最易停留于何处？

五、填图题

1.

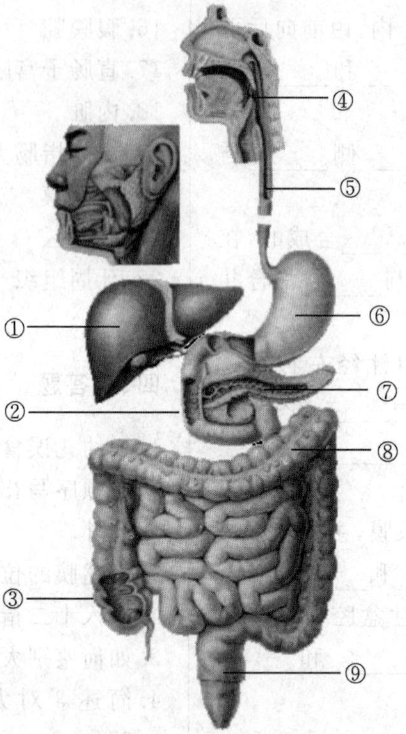

①________；②________；③________；④________；⑤________；
⑥________；⑦________；⑧________；⑨________

2.

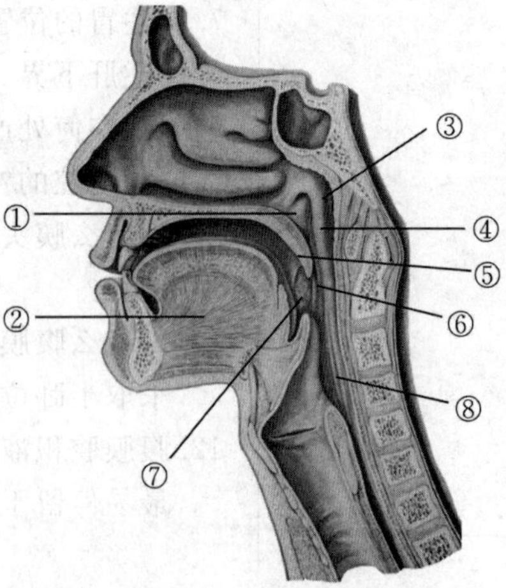

①________；②________；③________；④________；⑤________；
⑥________；⑦________；⑧________

3.

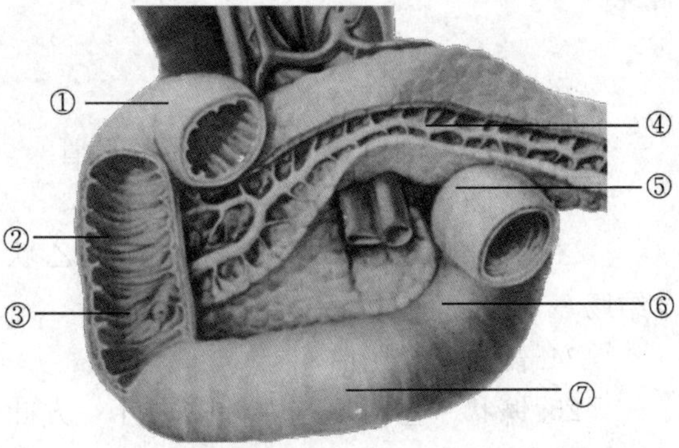

①________；②________；
③________；④________；
⑤________；⑥________；
⑦________

4.

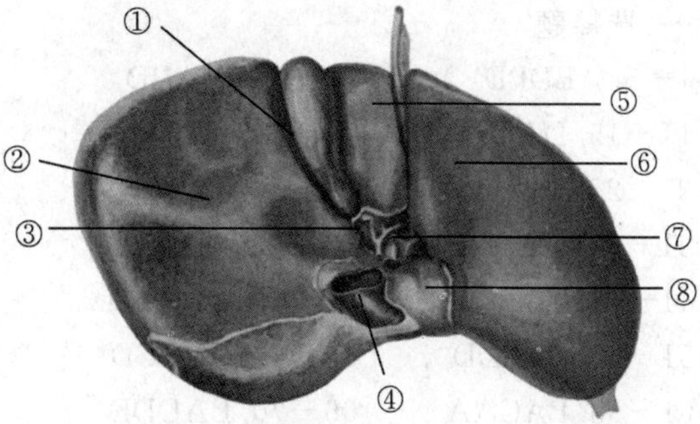

①________；②________；
③________；④________；
⑤________；⑥________；
⑦________；⑧________

5.

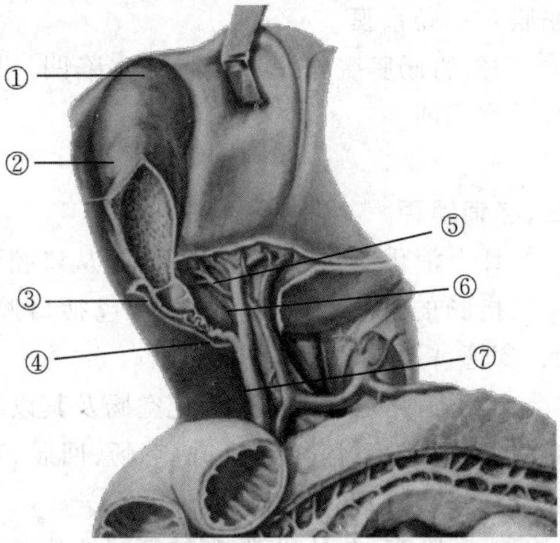

①________；②________；
③________；④________；
⑤________；⑥________；
⑦________

6.

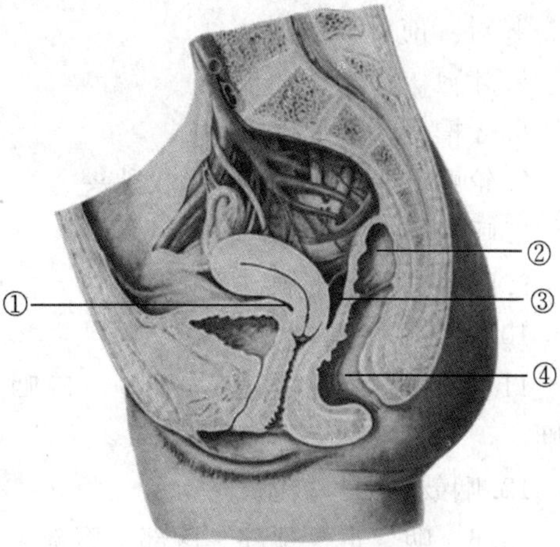

①________；②________；
③________；④________

参考答案

一、选择题

1—5. ABDBD　6—10. CDABD
11—15. DAABD　16—20. DBADA
21—25. ABDAD　26—30. BACBC
31—35. ADDDD　36—40. DDCAD
41—45. CABCC　46—50. CDDDD
51—55. CDBDD　56—60. CDDCD
61—65. BACAA　66—70. BADDD
71—75. DDDBA　76—80. DDBBC
81—85. DADBC　86—90. DBBDB
91—95. DBBDB　96—100. DDCDC
101—105. BDABD　106—110. CBBDA
111—112. AD

二、填空题

1. 消化管　消化腺
2. 口腔前庭　固有口腔　硬腭　软腭
3. 乳牙　20　恒牙　32
4. 对　前　瘫痪侧
5. 牙冠　牙颈　牙根
6. 牙槽骨　牙周膜　牙龈
7. 轮廓乳头 菌状乳头 叶状乳头
8. 唾液腺　肝　胰
9. 腮腺　下颌下腺　舌下腺
10. 腭舌弓　腭咽弓
11. 消化道　呼吸道　鼻咽　口咽　喉咽
12. 咽鼓管咽　鼓室
13. 6　咽　贲　颈部　胸部　腹部
14. 左季肋部　腹上部
15. 贲门　食管　幽门　十二指肠
16. 幽门窦　幽门管
17. 幽门　盲肠　十二指肠　空肠　回肠
18. 胰头　上部　降部　水平部　升部
19. 十二指肠空肠曲　空肠
20. 降　胆总管　胰管
21. 盲肠　阑尾　结肠　直肠　肛管
22. 结肠带　结肠袋　肠脂垂
23. 升结肠　横结肠　降结肠　乙状结肠
24. 骶曲　会阴曲
25. 镰状　左　右　左叶　右叶　方叶　尾状叶
26. 右季肋部　腹上部　左季肋部
27. 胆囊窝　胆囊底　胆囊体　胆囊颈　胆囊管
28. 右　锁骨中线　右肋弓
29. 肝总管　胆囊管　肝十二指肠　胰管　十二指肠大乳头
30. 肝管　肝总管　胆囊管　胆囊　胆囊管　胆总管
31. 阑尾系膜　横结肠系膜　乙状结肠系膜　小肠系膜
32. 直肠膀胱陷凹　直肠子宫陷凹　膀胱子宫陷凹

三、名词解释

1. 上消化道：在临床上，通常把从口腔到十二指肠的这一段称上消化道（包括口腔、咽、食管、胃、十二指肠）。

2. 下消化道：在临床上，把空肠及其以下的消化管称为下消化道（包括空肠、回肠、盲肠、阑尾、结肠、直肠、肛管）。

3. 咽隐窝：在鼻咽部，咽鼓管圆枕的后方与咽后壁之间向外侧的纵行凹陷称为咽隐窝，是鼻咽癌的好发部位。

4. 回盲瓣：回盲口处肠壁内的环形肌增厚，被覆以黏膜而形成上、下两片半月形的皱襞称回盲瓣，既可阻止小肠内容物过快的流入大肠，又可防止盲肠内容物逆流回小肠。

5. 肝门：位于肝脏面的横沟，有肝左管、肝右管、肝固有动脉、肝门静脉及肝的神经、淋巴管等出入。

6. 肝胰壶腹：胆总管与胰管在十二指肠降部后内侧壁汇合，形成一略膨大的共同管道称肝胰壶腹。开口于十二指肠大乳头，周围有肝胰壶腹括约肌。

7. 咽峡：由腭垂、腭帆游离缘、两侧的腭舌弓及舌根共同围成咽峡，是口腔和咽之间的狭窄处，是口腔与咽的分界。

8. 咽淋巴环：由咽扁桃体、腭扁桃体以及舌扁桃体所组成。位于咽的上端，鼻腔和口腔通咽处，对消化道和呼吸道有防御和保护作用。

9. 十二指肠悬韧带：十二指肠空肠曲后壁借十二指肠悬肌固定于腹后壁，十二指肠悬肌及其下端被以腹膜共同构成十二指肠悬韧带，是手术中确认空肠起始的重要标志。

10. 麦氏点：是阑尾根部的体表投影，位于脐与右侧髂前上棘连线的中、外 1/3 交点处，当急性阑尾炎时，此处常有明显压痛。

11. 肛窦：是肛管内肛瓣与相邻肛柱下端共同围成的小隐窝称肛窦，窦口向上，肛门腺开口于此处，窦内往往积存粪屑，易于感染而发生肛窦炎。

12. 胆囊三角：胆囊管、肝总管和肝的脏面之间围成的三角形区域称胆囊三角。胆囊动脉多经三角到达胆囊，是手术中寻找胆囊动脉的标志。

13. 齿状线：肛柱下端与肛瓣的边缘所连成的锯齿状环行线称为齿状线，为肛管内面黏膜与皮肤的分界及区分内痔、外痔的标志。

14. 小网膜：是从肝门向下移行至胃小弯和十二指肠上部的双层腹膜结构。其中连于左肝门至胃小弯的部分，也称肝胃韧带，其内含有胃左血管、胃右血管、淋巴和神经等。连于肝门与十二指肠上部者称肝十二指肠韧带，内有门静脉、肝固有动脉和胆总管等重要结构。

15. 肝胰壶腹：胆总管在十二指肠降部后内侧壁与胰管汇合，所形成的一略膨大的共同管道称肝胰壶腹。开口于十二指肠大乳头，周围有肝胰壶腹括约肌。

16. 腹膜腔：是腹膜壁层和脏层之间围成的潜在性腔隙，内有少许浆液。男性腹膜腔是封闭的，女性腹膜腔可借输卵管、子宫、阴道与外界相通。

17. 直肠子宫陷凹：在直肠与子宫之间的腹膜陷凹，是站位或坐位时女性腹膜腔的最低部位，是液体易于积聚的部位，它与阴道穹后部之间仅隔以阴道后壁和腹膜壁层，临床上可进行阴道穹后部穿刺到达此陷凹，进行诊断和治疗。

18. 内脏：内脏包括消化、呼吸、泌尿和生殖四大系统，这 4 个系统的器官大部分位于胸、腹、盆腔内，并借孔、道直接或间接与外界相通，内脏的主要功能是进行物质代谢和繁衍后代。

19. 十二指肠大乳头：位于十二指肠降部的后内侧壁的黏膜上，是胆总管和胰管汇合后的肝胰壶腹的开口部位，距离中切牙约 75cm。

20. 大网膜：是从胃大弯向下悬垂并反折向上附于横结肠的四层腹膜结构，前两层和后两层之间是网膜囊的一部分。

21. 肝裸区：为肝膈面，冠状韧带前、后叶之间无腹膜覆盖的区域。为肝的表面最薄弱区，肝脓肿常经此处溃破。

22. 牙周组织：包括牙周膜、牙槽骨和牙龈三部分，对牙起保护、固定和支持作用。

四、简答题

1. **答：**弹珠经口腔→咽→食管→胃→十二指肠→空肠→回肠→盲肠→升结肠→横结肠→降结肠→乙状结肠→直肠→肛管→肛门排出体外。

2. **答：**胰在第 1、2 腰椎前方横位于腹后壁，属腹膜外位器官。胰可分胰头、胰体、胰尾三部分。胰液经胰管→肝胰壶腹→十二指肠大乳头→十二指肠腔。

3. **答**:可根据大、小肠的形态特征来鉴别,大肠的结肠与盲肠有结肠带、结肠袋、肠脂垂三个特征性结构。

4. **答**:①腮腺位于耳郭的前下方,上达颧弓,下至下颌角附近。腮腺管开口于平对上颌第二磨牙牙冠颊黏膜处。②下颌下腺位于下颌体下缘及第二腹肌前、后腹所围成的下颌下三角内,导管开口于舌下阜。③舌下腺位于口腔底舌下襞的深面,舌下腺大管开口于舌下阜,小管开口于舌下襞。

5. **答**:食管分颈部、胸部和腹部。食管有三个狭窄,第1狭窄位于食管起始处,距中切牙约15cm;第2狭窄位于食管在左主支气管的后方与其交叉处,距中切牙约25cm;第3狭窄位于食管穿过膈的食管裂孔处,距中切牙约40cm。

6. **答**:咽的位置位于第1～6颈椎前方,上附于颅底,下至第6颈椎体下缘续于食管,前方与鼻腔、口腔和喉腔相通,两侧为颈部血管神经束。可分为鼻咽、口咽及喉咽三部分。鼻咽部向前经鼻后孔到鼻腔,经咽鼓管咽口通鼓室;口咽部向前经咽峡到口腔;喉咽向前经喉口到喉腔,向下通食管。

7. **答**:通常中等充盈程度的胃大部分位于左季肋区,小部分位于腹上区。分为贲门部、胃底部、胃体部和幽门部四个部分。胃前壁在右侧与肝左叶相近,在左侧与膈相近,被左肋弓掩盖,中部于剑突下方与腹前壁相贴。胃后壁与横结肠、左肾、左肾上腺相邻。胃底与脾、膈相邻。

8. **答**:肝下界与肝前缘一致,右侧与右肋弓一致,腹上区达剑突下3～4cm,左侧被肋弓掩盖,但3岁以下的健康幼儿,由于腹腔容积较小,而肝体积较大,前缘常低于右肋弓下1～2 cm。

9. **答**:胆汁在肝脏由肝细胞产生,经由肝内胆管、肝左管、肝右管、肝总管、胆囊管入胆囊内储存。进食后,肝胰壶腹括约肌扩张,胆囊收缩,胆汁经胆囊管、胆总管、肝胰壶腹、十二指肠大乳头排入十二指肠。此时肝内分泌的胆汁经肝左管、肝右管、肝总管、胆总管,排入十二指肠。

10. **答**:胆汁由肝脏产生,排出过程中经过肝左管、肝右管、肝总管、胆总管,胆总管在胰头与十二指肠之间,经肝胰壶腹进入十二指肠。胰头癌时,癌肿压迫胆总管,致使胆汁排出受阻,而反流入血形成黄疸。由于十二指肠与胰头的毗邻关系,有时可压迫十二指肠造成肠梗阻。

11. **答**:因下腹部腹膜吸收能力较弱,腹膜炎症或腹部手术后的患者采取半卧位可以减少腹膜对有害物质的吸收。

12. **答**:仰卧位时最易停留在肝肾陷窝;坐位时,女性最易停留在直肠子宫陷凹,男性最易停留在直肠膀胱陷凹。

五、填图题

1. ①肝;②十二指肠;③盲肠;④咽;⑤食管;⑥胃;⑦胰;⑧结肠;⑨直肠

2. ①咽鼓管咽口;②颏舌肌;③咽隐窝;④鼻咽;⑤软腭;⑥口咽;⑦腭扁桃体;⑧喉咽

3. ①上部;②降部;③十二指肠大乳头;④胰管;⑤十二指肠空肠曲;⑥十二指肠升部;⑦十二指肠水平部

4. ①胆囊;②肝右叶;③肝管;④下腔静脉;⑤肝圆韧带;⑥肝左叶;⑦肝固有动脉;⑧静脉韧带

5. ①胆囊底;②胆囊体;③胆囊颈;④胆囊管;⑤胆囊动脉;⑥肝总管;⑦胆总管

6. ①膀胱子宫陷凹;②直肠骶曲;③直肠子宫陷凹;④直肠会阴曲

第三章　呼吸系统

一、选择题

1. 上呼吸道是指(　)
   A. 中鼻道以上的鼻腔
   B. 口、鼻和咽
   C. 鼻、咽和喉
   D. 主支气管以上的呼吸道
   E. 鼻、咽、喉和气管

2. 鼻泪管开口于(　)
   A. 中鼻道后部　　B. 中鼻道前部
   C. 上鼻道　　D. 下鼻道前部
   E. 非上述各处

3. 关于鼻旁窦的正确说法是(　)
   A. 包括额窦、上颌窦、筛窦、下颌窦
   B. 窦内无黏膜
   C. 额窦开口于上鼻道
   D. 筛窦开口于下鼻道
   E. 上颌窦开口于中鼻道

4. 开口于中鼻道的鼻旁窦为(　)
   A. 额窦、上颌窦、蝶窦
   B. 额窦、蝶窦
   C. 上颌窦、筛窦后小房
   D. 上颌窦、蝶窦
   E. 上颌窦、额窦、筛窦前群、中群

5. 开口于上鼻道的鼻旁窦为(　)
   A. 上颌窦　　B. 额窦
   C. 前筛窦　　D. 中筛窦
   E. 后筛窦

6. 开口于蝶筛隐窝的鼻旁窦是(　)
   A. 筛窦前群　　B. 筛窦后群
   C. 筛窦中群　　D. 额窦
   E. 蝶窦

7. 鼻旁窦积液最不易引流的是(　)
   A. 额窦　　B. 上颌窦
   C. 蝶窦　　D. 筛窦前中群
   E. 筛窦后群

8. 与牙齿毗邻最近的鼻旁窦是(　)
   A. 额窦　　B. 上颌窦
   C. 蝶窦　　D. 前筛、中筛窦
   E. 后筛窦

9. 成对的喉软骨是(　)
   A. 甲状软骨　　B. 会厌软骨
   C. 环状软骨　　D. 杓状软骨
   E. 以上均不是成对的

10. 食物容易滞留的部位是(　)
    A. 咽后壁
    B. 软腭黏膜的深部
    C. 腭扁桃体窝内
    D. 梨状隐窝
    E. 咽隐窝

11. 关于气管的说法，错误的是(　)
    A. 颈部较短，胸部较长
    B. 气管杈的位置平胸骨角高度
    C. 颈段的前方有甲状腺峡
    D. 后方有食管
    E. 由 14～16 个完整的软骨环连成

12. 关于气管的叙述，下列哪项是正确的(　)
A. 气管上端平对第 4 颈椎体下缘
B. 气管下端平对胸骨颈静脉切迹水平
C. 颈段较短，胸段较长
D. 气管杈的位置约平第 4 胸椎体上缘
E. 其后方有主动脉弓和食管

13. 右主支气管的特点是(　)
A. 细而短直　B. 粗、短、直
C. 细、长、横平　D. 粗、长、直
E. 长、直

14. 关于气管的描述正确的是(　)
A. 其后方的膜壁由结缔组织和横纹肌构成
B. 上端连于甲状软骨
C. 有完整的环形气管软骨支架
D. 在胸骨角平面分为左、右主支气管
E. 气管隆嵴通常偏向右侧

15. 关于右主支气管的叙述，下列哪项是错误的(　)
A. 构造与气管相似
B. 在肺门处分成三个肺叶支气管
C. 形态学特点为粗、短、直
D. 其前方有右肺动脉、上腔静脉和升主动脉
E. 其后方有胸主动脉和食管

16. 关于肋膈隐窝的叙述正确的是(　)
A. 由脏、壁两层胸膜构成
B. 位于肺根部
C. 呼气时可缩小
D. 吸气时可增大
E. 为胸膜腔最低处

17. 关于胸膜的说法错误的是(　)
A. 是一薄层浆膜，分脏、壁两层
B. 脏胸膜被膜覆在肺的表面
C. 脏、壁胸膜在肺根下方相互移行，形成肺韧带
D. 脏胸膜在肺尖上方形成胸膜顶
E. 脏、壁胸膜共同围成的腔隙称胸膜腔

18. 关于胸膜的哪项描述是错误的(　)
A. 分脏胸膜和壁胸膜两部
B. 壁胸膜又分为胸膜顶、肋胸膜、膈胸膜和纵隔胸膜
C. 肋胸膜与膈胸膜转折处为胸膜腔最低点
D. 两侧胸膜腔通过肺根互相交通
E. 胸膜顶超出锁骨上方 2～3cm

19. 关于胸膜腔的叙述错误的是(　)
A. 腔内呈负压
B. 由脏、壁胸膜共同围成
C. 左、右胸膜腔互不相通
D. 胸膜腔又称胸腔
E. 壁胸膜又可分为 4 部

20. 不属于胸膜壁层的结构是(　)
A. 肋胸膜　B. 膈胸膜
C. 纵隔胸膜　D. 肺胸膜
E. 胸膜顶

21. 关于胸膜腔的说法，正确的是(　)
A. 由壁胸膜围成
B. 由脏胸膜围成
C. 左右各一，互不相通
D. 与心包腔相通
E. 腔内的压力呼气时比外界大气压高

22. 关于胸膜腔的叙述正确的是(　)
A. 分左、右两个胸膜腔
B. 肺位于其内
C. 两个胸膜腔借肺门相通
D. 两侧胸膜腔借主支气管通纵隔
E. 内含空气

23. 肺下界的体表投影( )
A. 在胸骨旁线平第 5 肋
B. 在锁骨中线平第 7 肋
C. 在腋中线平第 8 肋
D. 在肩胛线平第 9 肋
E. 在脊柱旁线平第 11 肋

24. 关于纵隔的叙述正确的是( )
A. 是左、右纵隔胸膜之间所有器官和组织的总称
B. 心脏位于后纵隔，食管位于前纵隔
C. 纵隔前界为胸骨，后界为脊柱胸段和腰段
D. 由于心脏的原因纵隔略偏向右侧
E. 心脏位于前纵隔

25. 关于声韧带的正确说法是( )
A. 由弹性圆锥下缘形成
B. 由方形膜下缘形成
C. 位于甲杓肌外侧
D. 紧张于甲状软骨前角与杓状软骨声带突之间
E. 以上全错

26. 上呼吸道最狭窄处是( )
A. 鼻后孔 B. 喉口
C. 前庭裂 D. 声门裂
E. 喉与气管交界处

27. 关于右肺的叙述正确的是( )
A. 右肺动脉供血营养右肺
B. 只有斜裂
C. 肺尖不超出胸廓上口
D. 前缘有心切迹
E. 以上都不对

28. 关于肺的说法，哪一项是错误的( )
A. 左肺分上、下两叶
B. 右肺前缘有心切迹
C. 肺尖高出锁骨内侧端上方 2～3cm
D. 肺的下界于腹中线处与第 8 肋相交
E. 肺的后缘钝圆，贴于脊柱两侧

29. 关于肺的说法，正确的是( )
A. 左、右肺形态对称，呈圆锥体形
B. 分别位于两侧胸膜腔内
C. 右肺宽而短，有胸主动脉压迹
D. 左肺窄而长，有奇静脉的压迹
E. 肺尖高出锁骨内侧 1/3 段上方 2.5cm

30. 关于右肺的说法，何者正确( )
A. 被斜裂和水平裂分成上、中、下三叶
B. 肺前缘有肺小舌
C. 肺根诸结构从前向后为肺动脉、肺静脉、支气管
D. 动脉供应来自右肺动脉
E. 右肺根的后方有右膈神经经过

31. 关于左肺的说法错误的是( )
A. 在左肺门处，肺静脉分别在肺动脉的前方和下方
B. 心切迹和左肺小舌均位于左肺下叶
C. 肺门上方和后方有主动脉弓和胸主动脉的压迹
D. 斜裂的下方为左肺下叶
E. 左肺根的前方有迷走神经通过

32. 喉腔可分为三部分，他们是( )
A. 喉前庭、喉下庭、声门下腔
B. 喉上腔、喉中间腔、声门下腔
C. 喉前庭、喉中间腔、声门下腔
D. 喉上腔、喉中间腔、声门下庭
E. 喉前庭、喉中间腔、声门下庭

33. 小儿上呼吸道感染易致水肿的部位是( )
A. 喉口黏膜 B. 喉前庭黏膜
C. 喉室黏膜 D. 喉中间腔黏膜
E. 声门下腔黏膜

34. 关于肺的叙述正确的是( )
A. 是气体交换和物质交换的场所
B. 位于胸腔的纵隔内
C. 左肺分三叶，右肺分两叶
D. 右肺前缘有右肺小舌
E. 内侧面中央凹陷处称肺门

35. 胸膜下界的体表投影在肩胛线与( )
A. 第 8 肋相交　B. 第 9 肋相交
C. 第 10 肋相交　D. 第 11 肋相交
E. 第 12 肋相交

36. 气管切开术常在哪个部位进行( )
A. 第 1～4 气管软骨处
B. 第 2～3 气管软骨处
C. 第 3～5 气管软骨处
D. 第 5～7 气管软骨处
E. 气管颈段的任何部位

二、填空题

1. 上呼吸道包括______、______和______；下呼吸道包括______和______。
2. 喉腔中两声襞之间的裂隙称______是______的最狭窄处。
3. 鼻旁窦包括______、______、______和______。
4. 鼻黏膜分为______和______两部分。
5. 喉软骨包括不成对的______、______、______和成对的______。
6. 喉腔的外侧壁上有上、下两对黏膜皱襞：上方的一对称______；下方的一对称______。
7. 气管在______平面分为______、______，其分叉处称______。
8. 肺位于______内，______的两侧。右肺被______和______分为上、中、下三叶。
9. 呼吸系统是由______和______组成。
10. 肺的上端钝圆称______，超出______上方 2～3cm。
11. 肺的下界在锁骨中线与______相交，腋中线与______相关，肩胛线与______相交。
12. 壁胸膜可分 4 部分______、______、______、______和______。
13. 心位于______纵隔内，食管和迷走神经位于______纵隔和______纵隔内。
14. 喉腔借______和______为标界分为喉前庭、喉中间腔和声门下腔三部分。
15. 肺内侧面有肺门，有______、______、______、______、淋巴管和神经等出入。
16. 喉腔被异物急性阻塞时，可在______处穿刺。
17. 右主支气管的形态特点是______、______、______。

三、名词解释

1. Little 区
2. 声门裂
3. 肺门
4. 支气管肺段
5. 胸膜与胸膜腔
6. 肋膈隐窝
7. 纵隔
8. 鼻旁窦
9. 气管杈

四、简答题

1. 鼻旁窦有哪几对，各开口于何处？
2. 简述气管的位置及分部，气管异物多落入哪侧，为什么？

3.临床上胸膜腔穿刺常选何部位进行并试说明进针所经层次依次为何结构？

4.试述肺下界及胸膜下界的体表投影。

5.用所学知识解释某人右肺上叶前段脓肿，自然咳脓痰经哪些途径？

五、填图题

1.

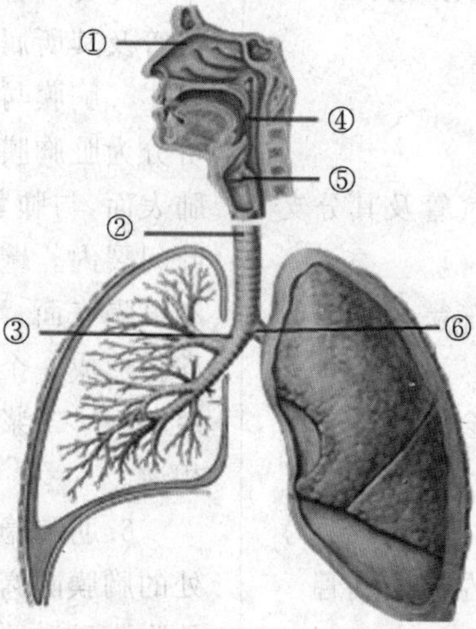

①________；②________；③________；④________；⑤________；⑥________

2.

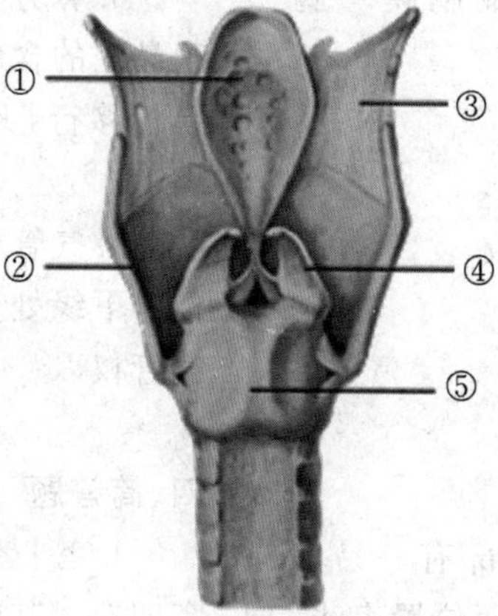

①________；②________；③________；④________；⑤________

参考答案

一、选择题

1—5. CDEEE　　6—10. EBBDD
11—15. ECBDD　　16—20. EDDDC
21—25. CACAD　　26—30. DEBEA
31—35. BCCED　　36. C

二、填空题

1. 鼻　咽　喉　气管　支气管及其分支
2. 声门裂　喉腔
3. 额窦　上颌窦　蝶窦　筛窦
4. 嗅部　呼吸部
5. 甲状软骨　环状软骨　会厌软骨　杓状软骨
6. 前庭襞　声襞
7. 胸骨角　右主支气管　左主支气管　气管杈
8. 胸腔　纵隔　斜裂　水平裂
9. 呼吸道　肺
10. 肺尖　锁骨内侧 1/3 部
11. 第 6 肋　第 8 肋　第 10 肋
12. 肋胸膜　膈胸膜　纵隔胸膜　胸膜顶
13. 中　上　后
14. 前庭裂　声门裂
15. 支气管　肺动脉　肺静脉
16. 环甲正中韧带
17. 粗　短　直

三、名词解释

1. Little 区：在鼻中隔前下部有一易出血区称 Little 区，此区血管丰富而位置表浅，受外伤或干燥空气刺激血管易破裂出血。

2. 声门裂：位于两侧声襞及杓状软骨基底部之间的裂隙，是喉腔最狭窄的部位。前 3/5 位于两侧声襞游离缘之间是膜间部；后 2/5 在杓状软骨之间是软骨间部。

3. 肺门：肺的内侧面中部长圆形的凹陷处为肺门，是主支气管、肺动静脉、淋巴管和神经出入肺的部位。

4. 支气管肺段：简称肺段。每一肺段支气管及其所属的肺组织，称为支气管肺段。

5. 胸膜与胸膜腔：胸膜是一薄层的浆膜，可分为脏胸膜与壁胸膜两部。脏胸膜被覆于肺表面，与肺紧密结合而不能分离，并伸入肺叶间裂内。壁胸膜贴覆于胸壁内面、膈上面和纵隔表面。脏胸膜与壁胸膜在肺根处相互移行形成一个完全封闭的浆膜囊腔隙即胸膜腔，左右二浆膜囊独立，左右胸膜腔互不相通。

6. 肋膈隐窝：肋胸膜与膈胸膜相互转折处的胸膜隐窝，肺下缘不能深入其内，这部分的胸膜腔称肋膈隐窝。是胸膜腔的最低部位，胸膜腔积液首先积聚于此。

7. 纵隔：是两侧纵隔胸膜之间所有器官和结缔组织的总称，前界为胸骨、后界为脊柱胸段，两侧界为纵隔胸膜。

8. 鼻旁窦：是鼻腔周围颅骨内一些开口于鼻腔的含气空腔，腔内衬以黏膜，并与鼻黏膜相移行，共 4 对，即上颌窦、额窦、筛窦和蝶窦。

9. 气管杈：气管在胸骨角平面与第 4 胸椎体下缘处分为左、右主支气管，其分杈处称气管杈。

四、简答题

1. **答**：鼻旁窦有上颌窦、额窦、筛窦和蝶窦四对。其中上颌窦、额窦和筛窦的前、中群开口于中鼻道，筛窦后群开口于上鼻道，蝶窦开口于蝶筛隐窝。

2. **答**：气管位于食管的前方，上接环状软骨（平第 6 颈椎），下至胸骨角平面分为左、右主支气管。按气管行程和位置，可将其分为颈部、胸部。气管异物多坠入右主支气管。因为右主支气管比左主支气管粗而短，且走向较左主支气管陡直。

3. **答**：临床上常选用的穿刺点在肩胛线第 8 或第 9 肋间隙进行，穿刺时由外向内依次经过皮肤→浅筋膜→深筋膜→肋间隙（肋间内、外肌）→胸内筋膜→肋胸膜→胸膜腔。

4. **答**：肺下界在锁骨中线与第 6 肋相交，在腋中线与第 8 肋相交，在肩胛线与第 10 肋相交，在后正中线处平第 10 胸椎棘突。胸膜下界比肺下界一般约低 2 个肋，即在锁骨中线、腋中线、肩胛线、后正中线依次与第 8 肋、第 10 肋、第 11 肋、第 12 胸椎相交。

5. **答**：右肺上叶前段脓肿、脓痰自然咳出，经右肺上叶前段支气管→右肺上叶支气管→右主支气管→气管→喉→咽→口腔→体外。

五、填图题

1. ①鼻腔；②气管；③右主支气管；④咽；⑤气管；⑥左主支气管

2. ①会厌软骨；②甲状软骨；③甲状舌骨膜；④杓状软骨；⑤环状软骨

第四章　泌尿系统

一、选择题

1. 有关肾形态，错误的描述是(　)
   A. 为形似蚕豆的实质性器官
   B. 上端窄而厚，前面较凸
   C. 内侧缘中部凹陷称肾门
   D. 出入肾门的结构合称为肾蒂
   E. 肾门向肾内续于肾窦

2. 肾蒂内的主要结构的排列关系，从上而下依次为(　)
   A. 肾动脉、肾静脉、肾盂
   B. 肾静脉、肾动脉、肾盂
   C. 肾动脉、肾盂、肾静脉
   D. 肾静脉、肾盂、肾动脉
   E. 肾盂、肾动脉、肾静脉

3. 肾蒂内自前向后排列的结构是(　)
   A. 肾动脉、肾静脉、肾盂
   B. 肾动脉、肾盂、肾静脉
   C. 肾盂、肾静脉、肾动脉
   D. 肾静脉、肾动脉、肾盂
   E. 肾静脉、肾盂、肾动脉

4. 关于肾窦的叙述正确的是(　)
   A. 为肾内储存尿液的大腔
   B. 位于肾皮质和肾髓质之间
   C. 在肾门处移行为输尿管
   D. 肾乳头伸入其内
   E. 内有肾小盏、肾大盏和肾盂等

5. 关于肾的错误说法是(　)
   A. 是腹膜外位器官
   B. 左肾略低于右肾
   C. 有三层被膜
   D. 左肾静脉经过主动脉前面
   E. 淋巴引流直接注入腰淋巴结

6. 肾的位置(　)
   A. 位于腹后壁上部，腹膜的前方
   B. 右肾略高于左肾
   C. 成人的肾低于儿童的肾
   D. 女性肾高于男性肾
   E. 肾门约平第 1 腰椎体

7. 左肾上端平(　)
   A. 第 12 胸椎体上缘
   B. 第 11 胸椎体下缘
   C. 第 1 腰椎体下缘
   D. 第 2 腰椎体上缘
   E. 第 3 腰椎体下缘

8. 关于肾脏，正确的描述是(　)
   A. 第于二肋斜过左肾后面 上部
   B. 右肾比左肾略高
   C. 肾的表面有两层被膜包绕
   D. 尿液通过肾乳头孔流入肾窦
   E. 右肾上端平第 12 胸椎体上缘

9. 肾的位置(　)
   A. 右肾比左肾偏高
   B. 两肾均与第 12 肋有交叉关系
   C. 肾门约平第 2 腰椎体
   D. 体表投影相当于肾区
   E. 儿童肾位置高于成人

10. 成人肾门约平( )
A. 第 11 胸椎
B. 第 12 胸椎
C. 第 1 腰椎
D. 第 2 腰椎
E. 第 3 腰椎

11. 肾的位置( )
A. 随呼吸和体位上下移动
B. 男性必低于女性
C. 成人低于儿童
D. 位于腹腔内
E. 左肾低于右肾

12. 紧邻肾上端的结构( )
A. 肝门
B. 胰头
C. 肾上腺
D. 幽门
E. 贲门

13. 不位于右肾前面的结构是( )
A. 右肾上腺
B. 十二指肠
C. 空肠
D. 结肠
E. 肝

14. 肾的被膜自内向外依次为( )
A. 肾筋膜、脂肪囊、纤维囊
B. 肾筋膜、纤维囊、脂肪囊
C. 纤维囊、脂肪囊、肾筋膜
D. 纤维囊、肾筋膜、脂肪囊
E. 脂肪囊、纤维囊、肾筋膜

15. 维持肾位置的结构不包括( )
A. 腹膜
B. 肾的毗邻器官
C. 支配肾脏的神经
D. 肾被膜
E. 肾血管

16. 肾的额状切面( )
A. 可见圆锥形的肾椎体，尖朝向皮质
B. 肾髓质构成肾锥体
C. 肾皮质位于肾实质的表层，无血管故色淡
D. 肾窦向外缩细，延伸为肾盂
E. 每个肾小盏可包绕 1～3 个肾乳头

17. 肾的结构( )
A. 肾实质分为肾皮质、肾髓质和肾窦
B. 肾髓质由肾锥体和肾柱构成
C. 肾髓质富含血管、新鲜标本上呈红褐色
D. 肾锥体尖端朝向皮质
E. 肾窦内包含肾小盏、肾大盏、肾盂、神经、血管和脂肪组织等

18. 关于肾的结构叙述正确的是( )
A. 肾实质的深层为皮质，浅层是髓质
B. 皮质表面 有腹膜覆盖
C. 髓质由肾柱和肾锥体构成
D. 肾锥体尖端朝向肾窦
E. 肾髓质富含血管

19. 关于肾的构造叙述正确的是( )
A. 肾锥体的尖端伸向肾皮质
B. 肾锥体的数目与肾乳头的数目一致
C. 皮质深入肾锥体之间的部分称为肾柱
D. 肾小盏的数目较肾乳头少
E. 肾皮质主要由肾小球和肾小管构成

20. 关于肾的构造，错误的说法是( )
A. 可分浅层的皮质和深层的髓质两部分
B. 肾髓质由许多小的管道组成
C. 肾锥体基底朝向皮质，尖朝向肾窦
D. 肾乳头开口于肾盂

E. 肾锥体之间的皮质为肾柱

21. 关于肾盂叙述正确的是( )
A. 位于肾实质内
B. 位于肾窦内
C. 位于骨髓质内
D. 位于肾门外
E. 由肾大盏合成

22. 关于肾柱叙述正确的是( )
A. 属于肾髓质
B. 属于肾皮质
C. 位于肾窦内
D. 位于肾蒂中
E. 以上都不是

23. 关于肾锥体叙述正确的是( )
A. 属于肾皮质
B. 组成肾髓质
C. 位于肾窦内
D. 参与构成肾蒂
E. 以上都不是

24. 肾髓质的结构不包括( )
A. 肾锥体
B. 肾乳头
C. 肾柱
D. 乳头孔
E. 肾直小管

25. 关于肾段的正确说法是( )
A. 每支肾动脉及其所分布的一定区域肾组织
B. 每支肾段静脉及其所属的一定区域肾组织
C. 每支肾动脉及肾段静脉所属的一定区域的肾组织
D. 每支肾段动脉所分布的一定区域的肾组织
E. 每支肾段静脉所分布的一定区域的肾组织

26. 关于输尿管叙述正确的是( )
A. 沿腰大肌外侧下降
B. 小骨盆入口处，右侧输尿管跨越有髂总动脉前方
C. 于子宫颈外侧 2cm 处，行经子宫动脉下方
D. 于膀胱体后方注入膀胱
E. 按行径可分为腹段和盆段

27. 关于输尿管叙述正确的是( )
A. 起于肾盂，终于尿道内口
B. 全程分腹、盆两部
C. 腹部沿腰大肌后面下行
D. 男性输尿管与输精管交叉后穿膀胱壁
E. 女性子宫动脉从其后下方跨过

28. 关于输尿管叙述正确的是( )
A. 起自肾门，终于膀胱
B. 左侧跨左髂外动脉起始部前面
C. 右侧跨右髂总动脉末端的前面
D. 开口于膀胱颈
E. 属腹膜外位器官

29. 关于输尿管叙述正确的是( )
A. 分腹、盆两段
B. 腹段沿腰大肌外侧
C. 男性输精管越过其后方
D. 女性子宫动脉从其前上方跨过
E. 以上都不对

30. 女性输尿管进入膀胱前，从其前上方跨过的结构是( )
A. 髂内血管
B. 卵巢血管
C. 子宫动脉
D. 闭孔神经

E. 闭孔血管

31. 关于女性输尿管，错误的说法是（　）
A. 经髂血管前方入盆腔
B. 行经盆壁血管神经浅面
C. 以子宫颈外侧至膀胱底
D. 子宫动脉从其后方交叉经过
E. 长约 20～30cm

32. 关于输尿管叙述正确的是（　）
A. 起于肾大盏，终于膀胱
B. 分为腹部、盆部两部分
C. 有两个狭窄
D. 管壁有较厚的横纹肌
E. 女性在距子宫颈外侧缘 2cm 处交叉于子宫动脉的后下方

33. 子宫手术易损伤输尿管的部位（　）
A. 小骨盆入口处
B. 穿膀胱处
C. 子宫颈外侧约 2cm 处
D. 腰大肌处
E. 与髂血管交叉处

34. 关于膀胱叙述正确的是（　）
A. 位于盆腔的中央
B. 分尖、体、底、颈四部
C. 体的内面有膀胱三角
D. 底的中央有尿道内口
E. 颈的两侧有输尿管口

35. 女性膀胱毗邻（　）
A. 前方为耻骨联合
B. 后方是直肠
C. 下方紧邻子宫体
D. 两侧有卵巢
E. 上方有膀胱子宫陷凹

36. 关于膀胱的错误描述是（　）
A. 空虚时全部位于小骨盆腔内
B. 属腹膜间位器官
C. 尖朝向前上
D. 底朝向后下，男性邻接前列腺
E. 尖与底之间为膀胱体

37. 关于膀胱的正确描述是（　）
A. 空虚时呈圆形
B. 膀胱尖向下
C. 其壁由黏膜、肌层和外膜三层构成
D. 空虚时，整个黏膜可形成许多不规则的皱襞
E. 黏膜上皮为立方上皮

38. 关于膀胱的正确描述是（　）
A. 属于腹膜内位器官
B. 空虚时全部位于盆腔内
C. 底朝向后上方
D. 在男性，膀胱底与前列腺相邻
E. 在女性，膀胱后方与直肠相邻

39. 关于膀胱叙述正确的是（　）
A. 在小骨盆中，位于直肠的前方
B. 位于耻骨联合后方，但充盈时可超过耻骨联合上缘
C. 在男性，其下方有精囊腺
D. 新生儿的膀胱多数位置较低，位于小骨盆内
E. 老年人的膀胱位置稍高

40. 关于膀胱三角，错误的描述是（　）
A. 在膀胱底的内面
B. 膀胱充盈时呈平滑状，收缩时则皱缩
C. 输尿管间襞位于左、右输尿管口之间
D. 黏膜与肌层紧密相连
E. 位于两输尿管口与尿道内口三者连线之间

41. 膀胱肿瘤好发部位为( )
A. 膀胱底 B. 膀胱颈
C. 膀胱体 D. 膀胱三角
E. 膀胱任意一区

42. 有关女性尿道,错误的描述是( )
A. 较男性尿道短而直
B. 长约 5cm
C. 仅有排尿机能
D. 开口与阴蒂前上方
E. 穿经尿生殖膈时,有尿道阴道括约肌环绕

43. 与女性尿道后方相邻的是( )
A. 直肠 B. 子宫
C. 膀胱底 D. 阴道
E. 肛管

44. 关于女性尿道叙述正确的是( )
A. 位于阴道外侧
B. 开口于阴道前庭
C. 不易感染
D. 较男性尿道略窄
E. 其开口旁有前庭大腺

二、填空题

1. 泌尿系统包括______、______、______和______四部分。
2. 某些肾疾患者,往往在______外侧缘与第______肋的夹角处,可有压痛或叩击痛。
3. 第 12 肋斜过左肾后面的______部,过右肾后面的______部。
4. 肾的被膜由内向外依次为______、______和______。
5. 输尿管为腹膜______位器官,从上至下分为______、______和______三段。
6. 膀胱可分为______、______、______和______四部分。
7. 膀胱位于______的前部,其前方为______;后方,在男性有______、______和______,在女性有______和______。
8. 两肾位置,左侧比右侧______;两肾蒂长度,左侧比右侧______。
9. 出入肾门的主要结构是______、______、______、淋巴管和神经等。
10. 在肾冠状切面上,肾实质分为______和______。
11. 输尿管在三处狭窄,第 1 狭窄处在输尿管的______;第 2 狭窄处在输尿管跨过______处;第 3 处狭窄在______处。
12. 膀胱三角是膀胱底内面,两侧______口和______口之间的三角区域。

三、名词解释

1. 肾区
2. 膀胱三角
3. 肾门
4. 肾窦
5. 肾蒂
6. 肾盂

四、简答题

1. 肾冠状切面上肉眼可见到哪些结构?
2. 输尿管的狭窄位于何处?有何临床意义?
3. 肾位于何处?与椎体和第 12 肋有什么关系?肾有病时,在何处可有压痛?

五、填图题

1.

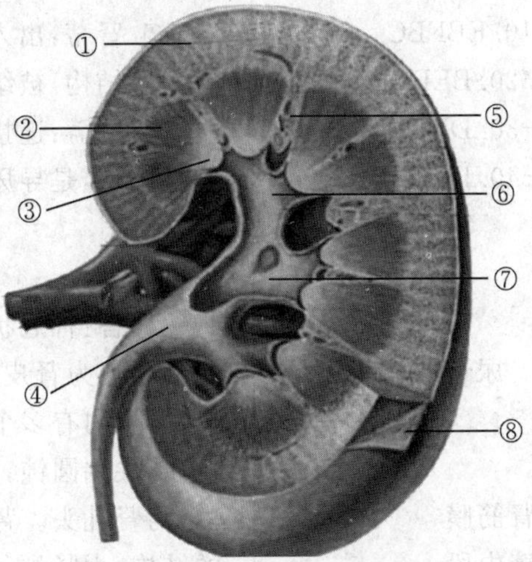

①________；②________；③________；④________；
⑤________；⑥________；⑦________；⑧________

2.

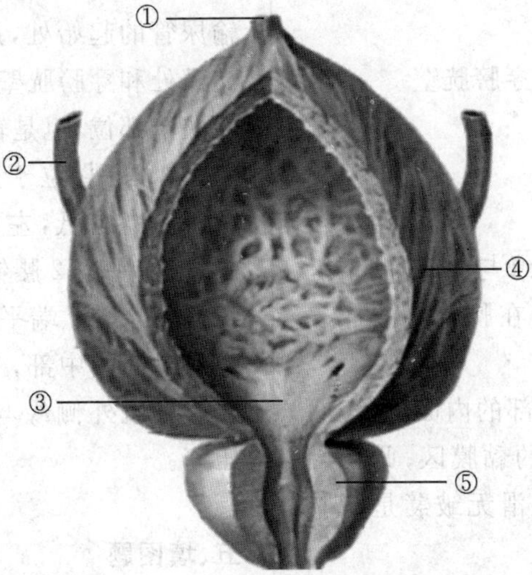

①________；②________；③________；④________；⑤________

参考答案

一、选择题

1—5. BADEB　6—10. EBEBC
11—15. DCCCC　16—20. BEDCD
21—25. EBBCA　26—30. DDEDC
31—35. DECBA　36—40. DCCBB
41—44. DDDB

二、填空题

1. 肾　输尿管　膀胱　尿道
2. 竖脊肌　12
3. 中　上
4. 纤维膜　脂肪囊　肾筋膜
5. 外　腹段　盆段　壁内段
6. 膀胱底　膀胱体　膀胱尖　膀胱颈
7. 小骨盆腔　耻骨联合　精囊腺　输精管壶腹　直肠　子宫　阴道
8. 高　长
9. 肾动脉　肾静脉　肾盂
10. 皮质　髓质
11. 起始处　髂血管　穿膀胱壁
12. 输尿管　尿道内

三、名词解释

1. 肾区:竖脊肌的外侧缘与第12肋下缘所形成的夹角部位,是肾门在腰背部的体表投影区。

2. 膀胱三角:在膀胱底部的内面,位于两输尿管口与尿道内口之间的黏膜区;此区黏膜和肌层连接紧密,黏膜光滑无皱襞是膀胱疾病的好发部位。

3. 肾门:肾内侧缘中部的凹陷部位,是血管神经出入肾的部位。

4. 肾窦:肾门向肾实质内凹陷形成的腔隙,称为肾窦。内有疏松结缔组织,填充并含有血管神经、淋巴管、肾大盏、肾小盏和肾盂结构。

5. 肾蒂:出入肾门的神经血管淋巴管和肾盂等结构,被结缔组织包裹在一起。

6. 肾盂:连接在肾大盏和输尿管之间的膜性结构,是导尿管道的组成部分。

四、简答题

1. **答:**肾冠状切面上肉眼可见肾的浅层,呈红褐色为肾皮质。肾皮质的深部色淡,为肾髓质;内有多个肾锥体,肾锥体的基底朝向皮质,尖端圆钝,朝向肾窦,并突入到肾小盏内,为肾乳头。肾锥体之间,填充有皮质延伸的结构,为肾柱。在肾门和肾窦内含有肾的血管神经和淋巴,大部分被膜性结构所掩盖,膜包裹肾乳头的称肾小盏。2～3个肾小盏合成一个肾大盏,肾大盏再汇合成一个前后扁平的漏斗状的肾盂出肾门。

2. **答:**输尿管主要有三处狭窄分别位于输尿管的起始处,过小骨盆上口与髂血管的交叉处和穿膀胱壁处。输尿管的结石易嵌顿在狭窄部位,也是输尿管疾病的好发部位。

3. **答:**肾位于腹后壁上部脊柱的两侧。两肾左高右低,左肾上端平第11胸椎体下缘,下端平第2腰锥体下缘;而右肾上端平第12胸椎体,下端平第3腰锥体。第12肋过左肾后面的中部,过右肾后面的上部。一般在竖脊肌外侧缘与第12肋的夹角处,可有压痛。

五、填图题

1. ①肾皮质;②肾锥体;③肾乳头;④肾盂;⑤肾柱;⑥肾小盏;⑦肾大盏;⑧纤维囊

2. ①膀胱尖;②输尿管;③膀胱三角;④膀胱体;⑤前列腺

第五章　生殖系统

一、选择题

1. 不成对的男性生殖器是（　）
A. 前列腺　B. 精囊
C. 尿道球腺　D. 睾丸
E. 附睾

2. 男性生殖腺是（　）
A. 前列腺　B. 睾丸
C. 精囊　D. 尿道球腺
E. 附睾

3. 分泌雄性激素的细胞位于（　）
A. 前列腺　B. 尿道球腺
C. 精曲小管　D. 睾丸间质
E. 附睾

4. 精索内不含有（　）
A. 输精管　B. 睾丸血管
C. 射精管　D. 神经
E. 淋巴管

5. 精子的产生部位是（　）
A. 白膜　B. 睾丸网
C. 精曲小管　D. 睾丸间质
E. 附睾

6. 储存精子的器官是（　）
A. 睾丸　B. 附睾
C. 精囊　D. 膀胱
E. 射精管

7. 正常情况下睾丸位于（　）
A. 盆腔内　B. 附睾后外侧
C. 阴囊内　D. 腹腔内
E. 腹股沟管内

8. 关于睾丸叙述正确的是（　）
A. 内侧邻接附睾
B. 睾丸间质是产生精子的部位
C. 后缘有血管、神经和淋巴管出入
D. 外形似蚕豆
E. 精曲小管分泌雄激素

9. 对精囊的描述，正确的是（　）
A. 是贮存精子的囊袋
B. 开口于尿道海绵体部
C. 位于膀胱底后方
D. 位于输精管末端内侧
E. 是圆形的囊状器官

10. 参与组成精索的是（　）
A. 输精管　B. 腹股沟管
C. 附睾管　D. 精曲小管
E. 射精管

11. 射精管开口于（　）
A. 尿道起始部　B. 尿道膜部
C. 尿道前列腺部　D. 尿道海绵体部
E. 前尿道

12. 精囊位于（　）
A. 膀胱的下方
B. 输精管壶腹的外侧
C. 输精管壶腹的内侧
D. 前列腺的下方

E. 阴茎的后下方

13. 关于阴囊的描述，错误的是(　)
A. 阴囊是由皮肤和肉膜构成
B. 位于阴茎的后下方
C. 容纳睾丸和附睾
D. 肉膜由致密结缔组织构成
E. 可调节阴囊内的温度

14. 关于男性尿道的描述，错误的是（　）
A. 起于膀胱底
B. 终于阴茎头的尿道外口
C. 有三个狭窄和两个弯曲
D. 分前列腺部、膜部和海绵体部
E. 全长 16～22cm

15. 男性尿道最狭窄处为(　)
A. 尿道内口　B. 尿道前列腺部
C. 尿道膜部　D. 尿道海绵体部
E. 尿道外口

16. 关于阴茎的描述，正确的是(　)
A. 由两块海绵体构成
B. 分头、体、根三部分
C. 临床上常将阴茎称为后尿道
D. 阴茎海绵体内有尿道穿过
E. 海绵体外包有肉膜和皮肤

17. 关于前列腺的描述，正确的是(　)
A. 与膀胱底相邻
B. 为男性生殖腺之一
C. 呈栗子形，尖朝上底朝下
D. 有尿道穿过
E. 有输精管穿过

18. 临床上所指的前尿道是(　)
A. 前列腺部　B. 膜部
C. 海绵体部　D. 前列腺部和膜部
E. 输尿管

19. 尿道球腺位于(　)
A. 阴囊中隔内　B. 尿道球内
C. 尿生殖膈内　D. 海绵体部内
E. 盆膈内

20. 卵巢属于(　)
A. 外生殖器　B. 生殖腺
C. 生殖管道　D. 附属腺
E. 腹膜外位器官

21. 关于卵巢，错误的说法是(　)
A. 位于盆腔侧壁
B. 是腹膜内位器官
C. 上端与输卵管伞相接触
D. 下端借韧带连于子宫
E. 后缘为卵巢系膜，有血管、神经和淋巴管出入

22. 输卵管结扎术的常选部位是(　)
A. 输卵管漏斗　B. 输卵管壶腹
C. 输卵管峡　D. 子宫部
E. 输卵管伞

23. 关于输卵管，错误的说法是(　)
A. 是一对肌性管道
B. 由外侧向内侧分为四部
C. 壶腹部为卵细胞受精部位
D. 子宫部为输卵管结扎部位
E. 漏斗部周缘有输卵管伞

24. 关于子宫，错误的说法是(　)
A. 位于小骨盆的中央
B. 在膀胱与直肠之间
C. 呈前倾前屈位
D. 前屈是子宫体与子宫颈之间形成的钝角
E. 子宫分为底、体、颈和管四部分

25. 维持子宫前倾位的韧带是(　)

A. 子宫阔韧带　B. 子宫圆韧带
C. 子宫主韧带　D. 骶子宫韧带
E. 卵巢固有韧带

26. 输卵管漏斗周缘的指状突起称(　)
A. 子宫部　B. 输卵管峡
C. 输卵管壶腹　D. 输卵管伞
E. 子宫圆韧带

27. 卵子与精子相遇而受精的部位是(　)
A. 输卵管子宫部　B. 输卵管峡
C. 输卵管壶腹　D. 输卵管漏斗
E. 输卵管伞

28. 手术时,识别输卵管的标志是(　)
A. 输卵管子宫部　B. 输卵管峡
C. 输卵管壶腹　D. 输卵管漏斗
E. 输卵管伞

29. 子宫口是指(　)
A. 输卵管子宫口　B. 输卵管腹腔口
C. 子宫颈管上口　D. 子宫颈管下口
E. 子宫腔下角

30. 女性生殖器的有关描述中,错误的是(　)
A. 输卵管峡为输卵管结扎的常用部位
B. 阴道穹后部最深
C. 子宫底为子宫下端的部分
D. 子宫主韧带有防止子宫下垂的作用
E. 子宫阔韧带可限制子宫向两侧移动

31. 属于腹膜内位器官的是(　)
A. 胰　B. 肝
C. 肾　D. 胃
E. 升结肠

32. 属于腹膜间位器官的是(　)
A. 子宫　B. 肾
C. 横结肠　D. 脾
E. 胃

33. 属于腹膜外位器官的是(　)
A. 胃　B. 脾
C. 胰　D. 肝
E. 膀胱

二、填空题

1. 男性生殖腺是________,它位于________内,它的上端和后缘与________相接触。
2. 男性生殖器的附属腺,包括________、________和________。
3. 附睾贴附于________的上端和后缘,自上而下分为________、________和________三部,后者移行为________。
4. 输精管续于________,依其行程分为________、________、________和________四部。输精管结扎常在________进行。
5. 精索是从________上端至腹股沟管________环之间的圆索状结构。
6. 射精管由________的末端与________排泄管汇合而成,穿经________,开口于________。
7. 阴茎由3块海绵体构成,背侧2块为________,腹侧1块为________,后者的前端膨大叫________,后端也膨大叫________。
8. 男性尿道起自膀胱的________,依次分为________、________和________三部。
9. 男性尿道有三处狭窄,从后向前依次为________、________和________,其中最狭窄处为________。
10. 男性尿道有两个弯曲,其中凹向上方而恒定不变的是________,凹向下的是________。
11. 前列腺位于小骨盆腔内,其上方邻________,下方为________,前方邻________,后方邻________。
12. 男性尿道兼有________和________功能,

临床上把________和________称为后尿道,把________称为前尿道。

13.卵巢为女性的________,其功能是产生________分泌________。

14.卵巢位于盆腔侧壁,________动脉和________动脉的夹角处,为腹膜________位器官。

15.卵巢上端借________韧带连于骨盆侧壁,下端借________连于子宫角,前缘借________连于子宫阔韧带。

16.输卵管由内侧向外侧分为________、________、________和________四部。

17.卵子和精子受精的部位多在输卵管的________,输卵管结扎术常在________进行,________是手术中识别输卵管的标志。

18.输卵管一端借________口通子宫腔,另一端有________口,开口于腹膜腔。

19.女性腹膜腔可经________、________和________与外界相通。

20.________和________统称子宫附件。

21.子宫位于________的中央,前邻________,后邻________。

22.子宫的形态可分为________、________和________三部分。

23.子宫颈可分为________和________两部分。

24.子宫的内腔可分为上部的________和下部的________,后者的下口称________。

25.固定子宫的韧带有________、________、________和________。

26.子宫两侧的双层腹膜皱襞称________,借此韧带将子宫连于盆腔侧壁,此韧带的作用是限制子宫向________移位。

27.成人女性子宫的正常姿势是轻度________位。

28.________韧带和________韧带互相配合,以维持整个子宫处于正常的前倾、前屈位。

29.________韧带是防止子宫不致向下脱垂的主要韧带。

30.________韧带是维持子宫前倾位的主要韧带。

31.骶子宫韧带的作用向________牵引子宫颈。

32.乳房主要由________和________构成。

33.女性内生殖器包括________、________、________和阴道。

34.阴道上端与子宫颈阴道部之间的环形凹陷,称为________,其中以________最深,它与________之间仅以阴道壁和腹膜相隔,盆腔积液时,可经此进行穿刺或引流。

35.封闭骨盆下口的所有软组织称为________,以两侧________连线为界,可将其分为前方的________和后方的________。

三、名词解释

1.射精管
2.输精管壶腹
3.鞘膜腔
4.子宫附件
5.输卵管伞
6.卵巢悬韧带
7.广义会阴
8.狭义会阴
9.尿生殖膈
10.盆膈
11.精索

四、简答题

1.男性生殖器都包括哪些器官?
2.输精管分哪几部分,临床上常在何处结扎?
3.试述男性尿道的分部、狭窄和弯曲。
4.精子的产生及排出途径如何?
5.女性生殖器包括哪些器官?
6.睾丸与卵巢的位置与功能如何?

7. 子宫有哪些固定装置，各起什么作用？
8. 输卵管的位置和分部如何？受精和结扎的部位各在何处？
9. 女性腹膜腔需通过哪些结构与外界相通？
10. 胆囊、阑尾和肾有病时，在何处可有压痛？
11. 食管、输尿管和男性尿道各有哪几个狭窄？
12. 男性肾盂结石排出体外都需经过哪些狭窄和弯曲？

五、填图题

1.

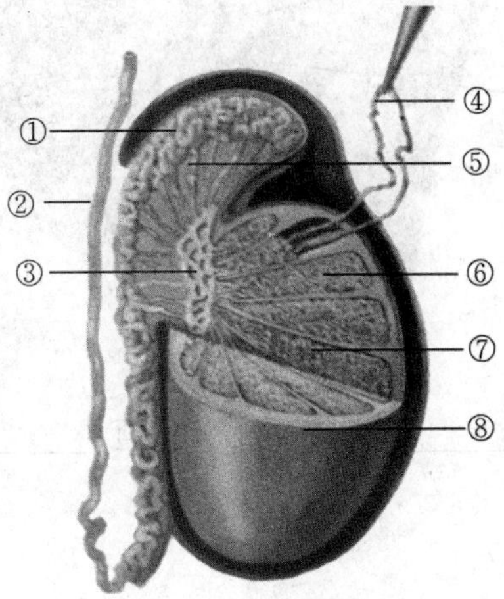

①________；②________；③________；④________；
⑤________；⑥________；⑦________；⑧________

2.

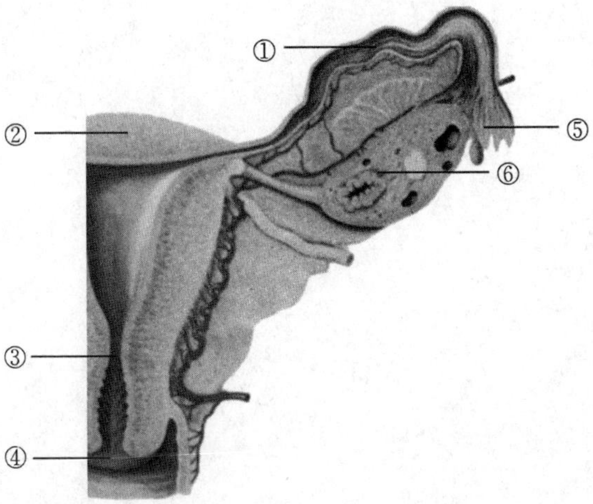

①________；②________；③________；④________；⑤________；⑥________

3.

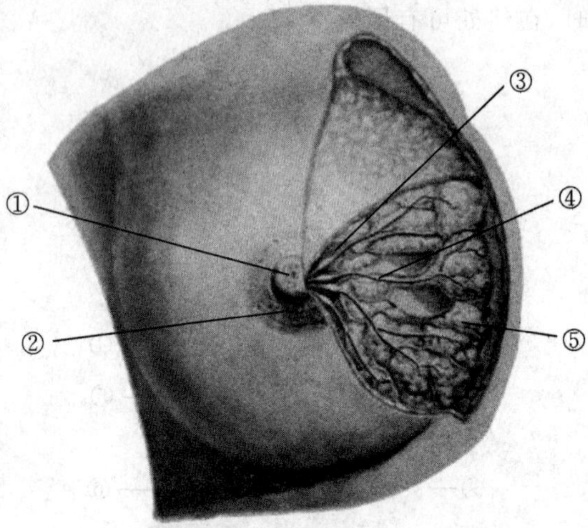

①________；②________；③________；④________；⑤________

参考答案

一、选择题

1—5. AEDCC 6—10. BCCCA

11—15. CBDAE 16—20. BDCCB

21—25. ECDEB 26—30. DCEDC

31—33. DAC

二、填空题

1. 睾丸 阴囊 附睾
2. 前列腺 精囊腺 尿道球腺
3. 睾丸 附睾头 附睾体 附睾尾 输精管
4. 附睾管 睾丸部 精索部 腹股沟部 盆部 精索部
5. 睾丸 腹环
6. 输精管 精囊腺 前列腺 尿道前列腺部
7. 阴茎海绵体 尿道海绵体 阴茎头 尿道球
8. 尿道内口 前列腺部 膜部 海绵体部
9. 尿道内口 膜部 尿道外口 尿道外口
10. 耻骨下弯 耻骨前弯
11. 膀胱 尿生殖膈 耻骨联合 直肠
12. 排尿 排精 前列腺部 膜部 海绵体部
13. 生殖腺 卵子 雌激素
14. 髂内 髂外 内
15. 卵巢悬 卵巢固有韧带 卵巢系膜
16. 子宫部 峡部 壶腹部 漏斗部
17. 壶腹部 峡部 输卵管伞
18. 输卵管子宫 输卵管腹腔
19. 输卵管 子宫 阴道
20. 卵巢 输卵管
21. 小骨盆腔 膀胱 直肠
22. 子宫底 子宫体 子宫颈
23. 子宫颈阴道上部 子宫颈阴道部
24. 子宫腔 子宫颈管 子宫口
25. 子宫阔韧带 子宫圆韧带 子宫主韧带 骶子宫韧带
26. 子宫阔韧带 侧方
27. 前倾前屈
28. 子宫圆 骶子宫
29. 子宫主
30. 子宫圆
31. 后上
32. 乳腺 脂肪
33. 卵巢 输卵管 子宫
34. 阴道穹 后穹 直肠子宫陷凹
35. 会阴 坐骨结节 尿生殖三角 肛门三角

三、名词解释

1. 射精管：由输卵管壶腹末端与精囊腺排泄管汇合而成，穿过前列腺，开口于尿道前列腺部。

2. 输精管壶腹：输精管末端的膨大叫输精管壶腹。

3. 鞘膜腔：睾丸的鞘膜分脏、壁两层，它们在睾丸后缘相移行形成的封闭的腔，叫鞘膜腔。

4. 子宫附件：即卵巢和输卵管的合称。

5. 输卵管伞：是输卵管漏斗部游离缘的指状突起，它是手术中识别输卵管的标志。

6. 卵巢悬韧带：是卵巢上端连于骨盆壁之间的腹膜皱襞，内含卵巢血管、神经和淋巴管，此韧带是手术中寻找卵巢血管的标志。

7. 广义会阴：是指封闭小骨盆下口的全部软组织。

8. 狭义会阴：是指肛门与外生殖器之间的软组织。

9. 尿生殖膈：会阴深横肌和尿道膜部括

约肌以及覆盖二肌上、下面的尿生殖膈上筋膜和尿生殖膈下筋膜，统称为尿生殖膈。

10.盆膈：肛提肌和尾骨肌以及覆盖于二肌上、下面的盆膈上筋膜和盆膈下筋膜，统称为盆膈。

11.精索：是睾丸上端与腹股沟管腹环之间的索状物，内含输精管，睾丸动脉，蔓状静脉丛、神经和淋巴管等。

四、简答题

1.**答**：男性内生殖器包括睾丸、附睾、输精管、射精管、尿道、前列腺、精囊腺和尿道球腺。外生殖器包括阴囊和阴茎。

2.**答**：输精管分睾丸部、精索、腹股沟部和盆部，常在精索部结扎。

3.**答**：男性尿道分前列腺部，膜部和海绵体部。有尿道内口、膜部和尿道外口三个狭窄。有耻骨前弯和耻骨下弯两个弯曲。

4.**答**：精子在睾丸内产生。经附睾、输精管、射精管、尿道排出体外。

5.**答**：女性内生殖器包括卵巢、输卵管、子宫和阴道；外生殖器为女阴，由阴阜、大阴唇、小阴唇、阴道前庭和阴蒂等组成。

6.**答**：睾丸位于阴囊内，它可产生精子和分泌雄激素。卵巢位于髂内、外动脉夹角处的卵巢窝内，有产生卵子和分泌雌激素的功能。

7.**答**：子宫阔韧带可防止子宫侧方移位；子宫圆韧带是保持子宫前倾位的主要韧带；子宫主韧带是防止子宫不致脱垂的主要韧带；骶子宫韧带拉子宫颈向后上，与子宫圆韧带一起维持子宫前倾前屈位。

8.**答**：输卵管位于子宫底的两侧，子宫阔韧带的上缘。分四部，即子宫部、峡部、壶腹部和漏斗部。多在壶腹部受精，常在峡部结扎输卵管。

9.**答**：经输卵管、子宫和阴道与外界相通。

10.**答**：胆囊有病在右锁骨中线与右肋弓交点的下方可有压痛。阑尾有病在脐与在髂前上棘连线中外1/3交点处可有压痛。肾有病在竖脊肌外缘与第12肋交点处可有压痛。

11.**答**：食管有三处狭窄，即起始部、与左支气管交叉处和穿膈处。输尿管有三处狭窄，即起始部、过髂血管处和穿膀胱壁处。男性尿道有尿道内口、膜部和尿道外口三处狭窄。

12.**答**：男性肾盂结石排出体外主要经过六处狭窄和两处弯曲。第1处狭窄在输尿管起始处，第2处狭窄在过髂血管处，第3处狭窄在穿膀胱壁处，第4处狭窄在尿道内口，第5处狭窄在尿道膜部，第6处狭窄在尿道外口。弯曲分别是耻骨下弯和耻骨前弯。

五、填图题

1.①附睾管；②输精管；③睾丸网；④生精小管；⑤睾丸输出小管；⑥睾丸小叶；⑦睾丸小隔；⑧白膜

2.①输卵管；②子宫底；③子宫峡；④子宫口；⑤输卵管伞；⑥卵巢

3.①乳头；②乳晕；③输乳管窦；④输乳管；⑤乳腺小叶

第六章　腹　膜

一、选择题

1. 关于腹膜腔，错误的说法是（　）
A. 男性是封闭的
B. 女性可借输卵管、子宫、阴道等与外界相通
C. 腔内含有少量浆液
D. 腔内含有胃、肠等器官
E. 腔内不含有任何器官

2. 有关腹膜和腹膜腔，正确的描述是（　）
A. 腹膜腔为完全封闭的浆膜腔
B. 腹膜有保护、支持脏器及分泌、吸收功能
C. 仰卧时最低处为直肠子宫陷凹
D. 下腹部腹膜的吸收力较上部强
E. 腹膜内含有平滑肌纤维

3. 属于腹膜内位器官的是（　）
A. 子宫
B. 肾上腺
C. 卵巢
D. 肝
E. 膀胱

4. 腹膜内位器官有（　）
A. 盲肠、肝
B. 脾、卵巢
C. 小肠、乙状结肠
D. 输尿管、子宫
E. 胆囊、阑尾

5. 腹膜间位器官有（　）
A. 肾
B. 胰
C. 膀胱
D. 直肠中段
E. 十二指肠下部

6. 腹膜外位器官有（　）
A. 胆囊
B. 直肠
C. 输尿管
D. 十二指肠上部
E. 胃

7. 小网膜包括（　）
A. 肝胃韧带和肝圆韧带
B. 肝胃韧带和胃结肠韧带
C. 肝胃韧带和肝十二指肠韧带
D. 肝十二指肠韧带和胃脾韧带
E. 肝胃韧带和胃脾韧带

8. 关于小网膜的叙述正确的是（　）
A. 附于胃小弯和十二指肠降部
B. 游离缘内有肝门静脉、肝固有动脉和胆总管
C. 网膜孔位于其左侧
D. 由肝肾韧带和肝胃韧带组成
E. 前方为网膜囊

9. 肝十二指肠韧带内含（　）
A. 肝总动脉
B. 胆囊动脉
C. 肝静脉
D. 下腔静脉

E. 肝门静脉

10. 关于大网膜的叙述正确的是（　）
A. 位于肝门与胃小弯之间
B. 由 4 层腹膜构成
C. 左侧界的游离缘称肝十二指肠韧带
D. 有横结肠系膜参与构成
E. 含胃左、右血管

11. 关于网膜囊的正确说法是（　）
A. 前壁是大网膜和胃的后壁
B. 后壁为覆盖在大、小肠表面的腹膜
C. 不与腹膜腔相通
D. 前壁是小网膜、胃后壁和胃结肠韧带
E. 囊内有胰、左肾和左肾上腺等

12. 关于网膜孔的正确描述是（　）
A. 是小网膜与腹腔相通的孔
B. 上界为肝的方叶
C. 下界为十二指肠降部
D. 后界是下腔静脉表面的腹膜
E. 前界为肝圆韧带

13. 关于网膜囊的叙述正确的是（　）
A. 前壁为肝　B. 后壁为肠
C. 下壁为横结肠系膜　D. 左侧壁为胰
E. 借网膜孔与腹膜腔相通

14. 关于网膜孔的叙述正确的是（　）
A. 位于小网膜前方
B. 上界为肝方叶
C. 下界为胃幽门窦
D. 后界为下腔静脉表面的腹膜
E. 前界为大网膜

15. 有肠系膜的肠管叙述正确的是（　）
A. 升结肠和横结肠
B. 乙状结肠和直肠
C. 十二指肠、空肠、回肠
D. 阑尾、盲肠、结肠
E. 空肠、回肠、横结肠

二、填空题

1. 女性腹膜腔借______，经______、______和______与外界相通。
2. 根据脏器被腹膜覆盖的范围不同，将脏器分为______器官、______器官和______器官。
3. 小网膜是连于______和______、______之间的双层腹膜结构，其左部称______，右部称______。
4. 系膜包括______、______、______和______等。
5. 半卧位或坐位时腹膜腔的最低点在男性是______陷凹，在女性是______陷凹。

三、名词解释

1. 腹膜腔
2. 大网膜
3. 直肠子宫陷凹

四、简答题

1. 什么是腹膜腔？男、女性腹膜腔有何特点？半卧位或坐位时腹膜腔的最低点在何处？
2. 大网膜有何功能？小儿的大网膜有什么特点？

五、填图题

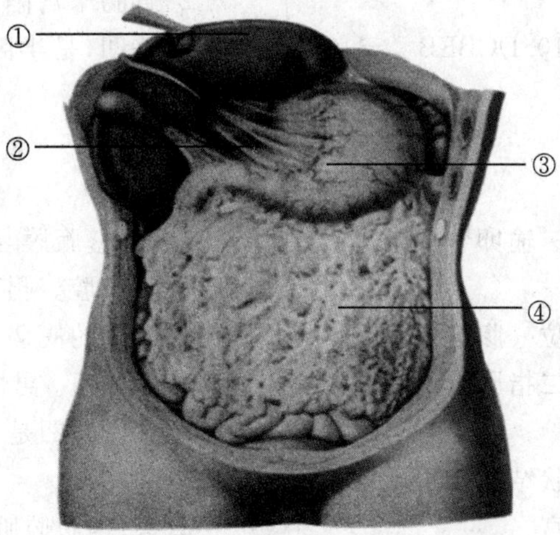

①________；②________；③________；④________

参考答案

一、选择题

1—5. DBCBC　　6—10. DCBEB

11—15. ABEDE

二、填空题

1. 输卵管的腹膜腔口　输卵管　子宫　阴道

2. 腹膜内位　腹膜间位　腹膜外位

3. 肝门　胃小弯　十二指肠上部　肝胃韧带　肝十二指肠韧带

4. 小肠　横结肠　乙状结肠　阑尾系膜

5. 直肠膀胱　直肠子宫

三、名词解释

1. 腹膜腔:壁腹膜与脏腹膜相互移行围成的腔隙称腹膜腔,腔内有少量浆液。

2. 大网膜:是连于胃大弯与横结肠之间的四层腹膜结构,悬垂于横结肠和空、回肠的前面。

3. 直肠子宫陷凹:位于直肠与子宫之间的腹膜陷凹,是半卧位或坐位时腹膜腔的最低点。

四、简答题

1. **答:**壁腹膜与脏腹膜相互移行围成的腔隙称腹膜腔。男性腹膜腔是密闭的;女性则借输卵管的腹膜腔口,经输卵管、子宫、阴道与外界相通。男性的直肠膀胱陷凹和女性的直肠子宫陷凹是半卧位或坐位时腹膜腔的最低点。

2. **答:**当腹腔脏器发生炎症或穿孔时,大网膜可向病变处移动,并包裹病灶。小儿的大网膜较短,下腹部的炎性病灶不易被大网膜包裹,炎症易扩散。

五、填图题

1. 肝;②小网膜;③胃;④大网膜

第七章　脉管系统

一、选择题

1. 关于锁骨下动脉正确的说法是( )
   A. 锁骨中点上方锁骨上窝为该动脉的止血点
   B. 在颈根部行经前、中斜角肌之间
   C. 在颈根部斜越胸膜顶前方
   D. 右侧锁骨下动脉起自头臂干
   E. 所有分支均分布于上肢

2. 胆囊动脉通常起自哪条动脉( )
   A. 肝固有动脉　　B. 胃左动脉
   C. 胃右动脉　　D. 肝左动脉
   E. 肝动脉右支

3. 胃网膜右动脉起自( )
   A. 胰十二指肠上动脉
   B. 胃十二指肠动脉
   C. 脾动脉
   D. 肝固有动脉
   E. 肠系膜上动脉

4. 阑尾动脉起自( )
   A. 空肠动脉　　B. 回肠动脉
   C. 中结肠动脉　　D. 右结肠动脉
   E. 回结肠动脉

5. 有关肠系膜上动脉的说法正确的是( )
   A. 平第 12 胸椎发自主动脉腹部
   B. 营养全部小肠
   C. 行于肠系膜内
   D. 分布于全部结肠
   E. 经十二指肠水平部的后方下行

6. 关于头静脉正确的描述是( )
   A. 起于手背静脉网尺侧
   B. 在肘关节处位于深筋膜深面
   C. 沿肱二头肌内侧上行
   D. 延续为肱静脉
   E. 在肘窝借肘正中静脉与贵要静脉交通

7. 关于贵要静脉的说法错误的是( )
   A. 起自手背静脉网的尺侧
   B. 经前臂内侧上行
   C. 沿肱二头肌沟内侧上行
   D. 在肘窝内与肘正中静脉吻合
   E. 一般注入锁骨下静脉

8. 关于奇静脉说法错误的是( )
   A. 起于左腰升静脉
   B. 接受半奇静脉等的静脉血
   C. 注入上腔静脉
   D. 行于主动脉的右侧
   E. 连接上、下腔静脉系

9. 关于下腔静脉正确的说法是( )
   A. 由左、右髂内静脉汇合而成
   B. 经肝左纵沟后分下行
   C. 行于腹主动脉左侧
   D. 接受肝门静脉
   E. 穿膈肌腔静脉孔注入右心房

10. 不属于下腔静脉属支的静脉是( )
   A. 肝静脉　　B. 肝门静脉
   C. 肾静脉　　D. 腰静脉
   E. 右睾丸静脉

11. 属于下腔静脉属支的血管是（　）
A. 胃左静脉　B. 肠系膜上静脉
C. 肠系膜下静脉　D. 左肾上腺静脉
E. 肾静脉

12. 关于大隐静脉的正确描述是（　）
A. 经内踝的后方上行
B. 因缺少静脉瓣易曲张
C. 全长伴随隐神经
D. 注入股深静脉
E. 起于足背静脉弓内侧端

13. 左睾丸静脉常注入（　）
A. 下腔静脉　B. 左肾静脉
C. 髂内静脉　D. 肠系膜下静脉
E. 肠系膜上静脉

14. 盆腔静脉与颅内静脉之间可借哪个血管交通（　）
A. 下腔静脉系　B. 奇静脉
C. 肝门静脉系　D. 椎静脉丛
E. 胸腹壁静脉

15. 肝门静脉的属支不包括（　）
A. 胃左静脉　B. 肠系膜上静脉
C. 肠系膜下静脉　D. 脾静脉
E. 肝静脉

16. 关于肝门静脉正确的描述（　）
A. 为肝脏的营养血管
B. 血管内静脉瓣丰富
C. 直接注入下腔静脉
D. 收集腹腔所有不成对脏器的静脉血
E. 肝门静脉系的两端均为毛细血管

17. 直接汇入肝门静脉的是（　）
A. 肝静脉　B. 胃左静脉
C. 精索内静脉　D. 直肠上静脉
E. 奇静脉

18. 有关肝门静脉的说法正确的是（　）
A. 收集胃、肠、肝等不成对脏器的血液
B. 行于肝镰状韧带内
C. 注入下腔静脉
D. 经肝门入肝
E. 由肠系膜上、下静脉汇合成

19. 关于胸导管的说法正确的是（　）
A. 起于小肠的乳糜池
B. 通过腔静脉孔
C. 位于食管前方
D. 收集 5 条淋巴干
E. 注入左静脉角

20. 关于右淋巴导管正确的说法是（　）
A. 为最大的淋巴管
B. 主要收集右上半身的淋巴液
C. 注入右颈内静脉
D. 由右颈干和右锁骨下干合成
E. 与胸导管间无交通

21. 关于大隐静脉叙述正确的是（　）
A. 是下肢的深静脉
B. 起自足背静脉弓的外侧
C. 起自足背静脉弓的内侧
D. 注入腘静脉
E. 注入胫静脉

22. 关于淋巴管叙述正确的是（　）
A. 管径是均匀一致的
B. 始终与血管伴行
C. 存在于所有的器官组织内
D. 有大量瓣膜
E. 最终汇入右淋巴导管

23. 关于胸导管叙述正确的是（　）
A. 经膈的食管裂孔入胸腔
B. 经膈的主动脉裂孔入胸腔
C. 沿食管前方上行

D. 接纳右支气管纵隔干
E. 经腔静脉孔入胸腔

24. 胸导管常注入(　)
A. 左静脉角
B. 右静脉角
C. 右锁骨下静脉
D. 右头臂静脉
E. 左锁骨下静脉

25. 关于脾的说法正确的是(　)
A. 为扁圆形中空性器官
B. 位于右季肋区
C. 被第 9～11 肋覆盖
D. 后缘有 2～3 个脾切迹
E. 位于腹上区

26. 脉管系统的构成(　)
A. 心血管系统和淋巴管组成
B. 心、动脉、毛细血管和静脉
C. 心、血管系统和淋巴器官
D. 心、动脉、静脉和淋巴导管
E. 心血管系统和淋巴系统

27. 有关心脏正确的说法是(　)
A. 心前面两心耳之间为主动脉根
B. 右心房构成心右缘
C. 居于胸腔的正中
D. 位于两侧肺之间的前纵隔内
E. 冠状沟将心脏分为左、右半

28. 关于心脏各腔的位置正确的是(　)
A. 左心室构成心前壁大部
B. 右心室构成心脏的右缘
C. 右心房构成心后壁大部
D. 左心房构成心脏的左缘
E. 心尖由左心室构成

29. 关于心脏胸肋面正确的描述是(　)
A. 朝向左下方
B. 左、右心耳位于主动脉根部两侧
C. 由右心房、右心室构成
D. 隔心包与胸骨、肋骨直接相贴
E. 右心室构成此面大部分

30. 关于心脏表面标志正确的说法是(　)
A. 冠状沟分隔左、右心房
B. 界沟分隔心房、心室
C. 室间沟深部为室间隔
D. 心尖处有心尖切迹
E. 冠状沟位于人体的冠状面上

31. 有关右心房错误的描述是(　)
A. 界嵴分隔腔静脉窦和固有心房
B. 固有心房的前上部为右心耳
C. 冠状窦口与右房室口心内膜深面为房室结
D. 右心房收集除心脏以外体循环的静脉血
E 梳状肌起自界嵴

32. 关于心腔内结构正确的说法是(　)
A. 冠状窦口位于左心房
B. 右心室的出口为主动脉口
C. 三尖瓣口连接左心房与左心室
D. 界嵴为左心室的分部标志
E. 节制索位于右心室

33. 心脏收缩射血期瓣膜的状态是(　)
A. 主动脉瓣、肺动脉瓣开放
B. 二尖瓣、三尖瓣开放
C. 主动脉瓣开放，肺动脉瓣关闭
D. 二尖瓣关闭、三尖瓣开放
E. 二尖瓣开放，主动脉瓣关闭

34. 心室舒张充盈期防止血液逆流的装置是(　)
A. 主动脉瓣和二尖瓣

B. 肺动脉和三尖瓣
C. 主动脉瓣和三尖瓣
D. 主动脉瓣和肺动脉瓣
E. 二尖瓣和三尖瓣

35. 关于心壁的正确说法是(　)
A. 卵圆窝位于室间隔的上部
B. 房间隔缺损常见于膜部
C. 室间隔中部凸向右心室
D. 整个心脏右心室室壁最厚
E. 心房肌和心室肌相互移行

36. 通过心脏右纤维三角的结构是(　)
A. 房室束　B. 左束支
C. 右束支　D. 结间束
E. 窦房结支

37. 含有心传导系束支的结构是(　)
A. 界嵴　B. 室上嵴
C. 室间隔膜部　D. 隔缘肉柱
E. 乳头肌

38. 关于窦房结正确的描述是(　)
A. 内脏神经作用决定其兴奋
B. 借房室束连于房室结
C. 是心脏正常的起搏点
D. 位于房间隔下部右侧心内膜下
E. 属于特殊神经组织

39. 窦房结位于(　)
A. 下腔静脉口的右侧
B. 房间隔下方
C. 冠状窦口前上方
D. 界嵴处
E. 上腔静脉与右心房交界处心外膜深面

40. 关于右冠状动脉正确的描述是(　)
A. 起于主动脉前窦
B. 窦房节的主要供血动脉
C. 与心大静脉伴行
D. 分布室间隔后 2/3
E. 由右心耳与主动脉根部之间走出

41. 关于心包腔描述错误的是(　)
A. 是心包脏、壁层之间的裂隙
B. 是封闭的潜在性间隙
C. 是浆膜腔
D. 内有少量的浆液
E. 起保护作用,可防止心脏过度扩张

42. 关于纤维性心包正确的描述是(　)
A. 分壁层和脏层
B. 后部与左心房后壁间有心包斜窦
C. 与出入心的大血管外膜相续
D. 下方与膈胸膜相贴
E. 与心外膜之间窄隙称心包腔

43. 关于肺动脉正确的说法是(　)
A. 发自左心室
B. 左肺动脉横过胸主动脉的后方
C. 其末端与主动脉弓下缘之间有动脉韧带
D. 是肺的营养性血管
E. 将动脉血运至肺

44. 主动脉弓发出的分支由右向左依次是(　)
A. 头臂干、右颈总动脉和右锁骨下动脉
B. 右锁骨下动脉、右颈总动脉和头臂干
C. 头臂干、右颈总动脉和左锁骨下动脉
D. 左颈总动脉、左锁骨下动脉和头臂干
E. 头臂干、左颈总动脉和左锁骨下动脉

45. 主动脉弓的分支有(　)
A. 右颈总动脉　B. 右锁骨下动脉
C. 冠状动脉　D. 椎动脉
E. 头臂干

46. 关于颈动脉窦正确的说法是( )
A. 位于颈总动脉分叉处的后方
B. 是化学感受器
C. 感受血压的变化
D. 为一卵圆形小体
E. 大多数人有此结构

47. 关于颈内动脉正确的描述( )
A. 在颈部发出舌动脉
B. 其颈部位居颈外动脉的内侧
C. 供应脑的前 2/3
D. 伴行于颈内静脉外侧
E. 起始处的膨大称颈动脉小球

48. 颈外动脉的分支不包括( )
A. 甲状腺上动脉
B. 椎动脉
C. 枕动脉和耳后动脉
D. 面动脉和舌动脉
E. 颞浅动脉和上颌动脉

49. 属于颈外动脉分支的是( )
A. 甲状腺上动脉　B. 椎动脉
C. 脑膜中动脉　D. 胸廓内动脉
E. 甲状腺下动脉

50. 关于脑膜中动脉正确的描述是( )
A. 起自颞浅动脉
B. 颞部翼点处骨折易伤及此动脉
C. 行于蛛网膜下隙
D. 滋养蛛网膜和软脑膜
E. 经破裂孔入颅腔

51. 有关脉管系统正确的是( )
A. 由心和血管系组成
B. 淋巴液汇入静脉
C. 动脉内含动脉血
D. 静脉内含静脉血
E. 只有运送物质的功能

52. 有关心血管系正确的是( )
A. 动脉是由心房发出的血管
B. 静脉是由心室发出的血管
C. 毛细血管起于盲端
D. 毛细血管内血流速度快
E. 组织静息时许多毛细血管闭锁

53. 关于血液循环描述正确的是( )
A. 大循环始于右心室
B. 小循环始于左心室
C. 大循环内流动的是动脉血
D. 小循环内流动的是动脉血
E. 小循环的主要功能是将静脉血转为动脉血

54. 关于心描述正确的是( )
A. 左右半心互相连通
B. 左半心含静脉血
C. 右半心含动脉血
D. 体循环起于右半心
E. 左半心称为动脉心

55. 关于血管描述正确的是( )
A. 动、静脉间不能直接连通
B. 动脉分为深动脉、浅动脉两组
C. 肺动脉内含静脉血
D. 门静脉内合营养丰富的动脉血
E. 静脉比同级的动脉管径小

56. 属于终动脉的是( )
A. 上颌动脉
B. 脑膜中动脉
C. 直肠上动脉
D. 视网膜中央动脉
E. 颈浅动脉

57. 关于冠状动脉描述正确的是( )
A. 包括左、右两支
B. 起于肺动脉干

C. 左冠状动脉只营养左心房和左心室
D. 右冠状动脉只营养右心房和右心室
E. 以上都不对

58. 关于动脉韧带叙述正确的是( )
A. 位于肺动脉干根部
B. 连于左右肺动脉分叉部偏左处
C. 连于左右肺动脉分叉部偏右处
D. 是肺动脉干与主动脉之间的通道
E. 胚胎时期已形成

59. 心包腔位于( )
A. 纤维心包和浆膜心包之间
B. 纤维心包与浆膜心包壁层之间
C. 纤维心包与浆膜心包脏层之间
D. 浆膜心包的脏层与壁层之间
E. 以上都不对

60. 关于左颈总动脉叙述正确的是( )
A. 是头臂干的分支
B. 是主动脉的一级分支
C. 由主动脉弓凹侧发出
D. 行于颈动脉鞘外
E. 动脉起始处有颈动脉窦

61. 脑膜中动脉是( )
A. 颈外动脉的一级分支
B. 上颌动脉的分支
C. 推动脉的分支
D. 颈内动脉的分支
E. 大脑中动脉的分支

62. 关于右锁骨下动脉叙述正确的是( )
A. 起于主动脉弓
B. 起于头臂干
C. 于前斜角肌前方走行
D. 发出甲状腺上动脉
E. 该动脉的止血点是锁骨中点

63. 关于掌浅弓叙述正确的是( )
A. 位于掌腱膜的浅面
B. 位于掌腱膜的深面
C. 由桡动脉末端与尺动脉掌浅支构成
D. 发出掌心动脉
E. 位于掌深弓的近侧约 2cm 处

64. 卵圆窝位于( )
A. 左心房后壁上 B. 右心室后壁上
C. 右心房前壁上
D. 右心房的房间隔上
E. 右心室室间隔上

65. 关于右心室叙述正确的是( )
A. 室壁比左心室厚
B. 室壁比左心房薄
C. 室腔内有二尖瓣
D. 内有三尖瓣
E. 以上都不对

66. 腹腔干的一级分支有( )
A. 胃网膜左动脉
B. 胃网膜右动脉
C. 胃右动脉
D. 肝固有动脉
E. 以上都不对

67. 心尖朝向为( )
A. 左前方
B. 左方
C. 左下方
D. 左前下方
E. 右方

68. 心有( )
A. 2 个面,3 个缘,3 条沟
B. 2 个面,2 个缘,3 条沟
C. 2 个面,3 个缘,2 条沟
D. 3 个面,3 个缘,2 条沟

E. 3 个面，2 个缘，3 条沟

69. 左心房有( )
A. 肺动脉口
B. 4 个肺静脉口
C. 2 个肺静脉口
D. 冠状窦口
E. 上腔静脉口

70. 冠状窦口位于( )
A. 下腔静脉口与右心耳之间
B. 下腔静脉口与右房室口之间
C. 上腔静脉口与右房室口之间
D. 上腔静脉口与下腔静脉口之间
E. 上腔静脉口与界嵴之间

71. 三尖瓣附于( )
A. 左房室口周缘 B. 肺动脉口周缘
C. 右房室口周缘 D. 主动脉口周缘
E. 冠状窦口周缘

72. 窦房结位于( )
A. 上腔静脉口附近心外膜下
B. 上腔静脉口附近心内膜下
C. 下腔静脉口附近心外膜下
D. 下腔静脉口附近心内膜下
E. 冠状窦口附近心内膜下

73. 右心室入口处有( )
A. 主动脉瓣 B. 肺动脉瓣
C. 二尖瓣 D. 三尖瓣
E. 下腔静脉瓣

74. 左心室的入口处有( )
A. 三尖瓣 B. 主动脉瓣
C. 二尖瓣 D. 下腔静脉瓣
E. 肺动脉瓣

75. 右心室出口处有( )
A. 肺动脉瓣 B. 二尖瓣
C. 主动脉瓣 D. 三尖瓣
E. 下腔静脉瓣

76. 左心室的出口处有( )
A. 二尖瓣 B. 主动脉瓣
C. 肺动脉瓣 D. 三尖瓣
E. 下腔静脉瓣

77. 关于房室束叙述正确的是( )
A. 连于窦房结与房室结之间
B. 由房室结发出
C. 由窦房结发出
D. 分为前脚和后脚
E. 直接连于蒲氏纤维

78. 血液流进左心室的入口是( )
A. 左肺静脉口 B. 上腔静脉口
C. 左房室口 D. 右房室口
E. 下腔静脉口

79. 血液进入右心室的口是( )
A. 右肺静脉口 B. 下腔静脉口
C. 冠状窦口 D. 右房室口
E. 左肺静脉口

80. 肺动脉干起于( )
A. 右心房 B. 左心房
C. 左心室 D. 右心室
E. 冠状窦

81. 主动脉起于( )
A. 右心房 B. 左心房
C. 左心室 D. 右心室
E. 左心室流入道

82. 关于主动脉弓叙述正确的是( )
A. 续于升主动脉，呈弓形弯向左后方
B. 凸侧有 4 大分支

C. 自左心室起，呈弓形弯向左后方
D. 凹侧有 3 大分支
E. 发出左、右冠状动脉

83. 关于右颈总动脉叙述正确的是（　）
A. 其内侧有颈内静脉
B. 起自头臂干
C. 直接起自主动脉弓
D. 其前方有迷走神经
E. 下段位置表浅

84. 关于颈内动脉叙述正确的是（　）
A. 发出甲状腺下动脉
B. 起自锁骨下动脉
C. 经颈动脉管入颅
D. 经颈静脉孔入颅
E. 经棘孔入颅

85. 关于颈外动脉叙述正确的是（　）
A. 发出甲状腺下动脉
B. 发出甲状腺上动脉
C. 起自颈内动脉
D. 在颈部无分支
E. 起自锁骨下动脉

86. 关于锁骨下动脉叙述正确的是（　）
A. 左侧起自头臂干
B. 右侧起于主动脉弓
C. 延续为肱动脉
D. 发出椎动脉
E. 发出胸外侧动脉

87. 关于肾动脉叙述正确的是（　）
A. 左侧较右侧长
B. 在第 4 腰椎高度起于腹主动脉
C. 左侧较右侧短
D. 右侧起点稍高于左侧
E. 发出肾上腺中动脉

88. 腹腔干发出（　）
A. 胃左动脉　B. 胃网膜左动脉
C. 胃右动脉　D. 胃网膜右动脉
E. 肝固有动脉

89. 直接分布到胃的动脉有（　）
A. 脾动脉　B. 肝总动脉
C. 胃短动脉　D. 胃十二指肠动脉
E. 胆囊动脉

90. 关于脾动脉叙述正确的是（　）
A. 起自腹主动脉　B. 起自肝总动脉
C. 有到胃的分支　D. 无到胃的分支
E. 发出胃网膜右动脉

91. 关于肠系膜上动脉叙述正确的是（　）
A. 进入乙状结肠系膜根
B. 进入小肠系膜根
C. 是成对的动脉
D. 发出乙状结肠动脉
E. 起自腹腔干

92. 阑尾动脉直接起自（　）
A. 右结肠动脉　B. 肠系膜上动脉
C. 肠系膜下动脉　D. 回结肠动脉
E. 乙状结肠动脉

93. 关于肠系膜下动脉叙述正确的是（　）
A. 进入小肠系膜根
B. 起自肠系膜上动脉
C. 向下延续为直肠上动脉
D. 向下延续为直肠下动脉
E. 起自腹腔干

94. 关于髂内动脉叙述正确的是（　）
A. 起于髂外动脉　B. 起于腹主动脉
C. 发出直肠上动脉　D. 发出直肠下动脉
E. 发出肾动脉

95. 关于髂外动脉叙述正确的是( )
A. 起自髂内动脉
B. 在腹股沟韧带浅面续为股动脉
C. 起自腹主动脉
D. 发出直肠上动脉
E. 在腹股沟韧面深面续为股动脉

96. 关于子宫动脉叙述正确的是( )
A. 进入子宫阔韧带两层之间
B. 在输尿管后方经过
C. 不进入子宫阔韧带
D. 在输尿管下方经过
E. 起自肠系膜下动脉

97. 股动脉在腹股沟韧带( )
A. 深面续于髂内动脉
B. 深面续于髂外动脉
C. 浅面续于髂外动脉
D. 深面续于髂总动脉
E. 浅面发出股深动脉

98. 分布于室间隔前 2/3 的动脉是( )
A. 左冠状动脉主干 B. 右冠状动脉主干
C. 前室间支 D. 后室间支
E. 左室后支

99. 肠系膜上动脉营养( )
A. 直肠 B. 肛管
C. 降结肠 D. 横结肠
E. 乙状结肠

100. 中结肠动脉位于( )
A. 小网膜内 B. 结肠系膜内
C. 肠系膜内 D. 大网膜内
E. 乙状结肠系膜内

101. 关于面动脉错误的描述是( )
A. 起点约平下颌角高度
B. 于下颌下腺处行于其深面
C. 于咬肌止点前缘位置表浅
D. 至眶部移行为内眦动脉
E. 是眼球的主要滋养动脉

102. 属上颌动脉分支的血管是( )
A. 咽升动脉 B. 甲状腺上动脉
C. 舌动脉 D. 面动脉
E. 脑膜中动脉

103. 颞部出血压迫止血的动脉是( )
A. 面动脉 B. 颞浅动脉
C. 上颌动脉 D. 内眦动脉
E. 颈外动脉

104. 不属于锁骨下动脉分支的是( )
A. 甲状颈干 B. 胸廓内动脉
C. 椎动脉 D. 肋颈干
E. 咽升动脉

105. 关于椎动脉正确的描述是( )
A. 向上穿行全部颈椎的横突孔
B. 为颈外动脉的分支之一
C. 参与组成大脑动脉环
D. 经枕骨大孔入颅
E. 发出大脑后动脉

106. 颈外动脉的终支是( )
A. 上颌动脉 B. 甲状腺上动脉
C. 面动脉 D. 舌动脉
E. 脑膜中动脉

107. 不属于右心房的结构是( )
A. 上腔静脉口 B. 卵圆窝
C. 肺静脉口 D. 梳状肌
E. 冠状窦口

108. 乙状结肠动脉起自( )
A. 腹腔干 B. 腹主动脉
C. 肠系膜上动脉 D. 肠系膜下动脉

E. 骼内动脉

109. 肠系膜下动脉营养( )
A. 盲肠　B. 空、回肠
C. 升结肠　D. 降结肠
E. 阑尾

110. 关于静脉的说法正确的是( )
A. 浅静脉与浅动脉伴行
B. 管壁相对较动脉厚
C. 所有的静脉都有静脉瓣
D. 体循环静脉分深浅两种
E. 管腔比相应动脉小

111. 关于静脉角叙述正确的是( )
A. 位于锁骨中点的后方
B. 位于胸锁关节的后方
C. 由两侧头臂静脉汇合而成
D. 有浅静脉注入
E. 以上均不对

112. 关于颈内静脉叙述正确的是( )
A. 直接注入上腔静脉
B. 与颈外动脉伴行
C. 注入头臂静脉
D. 注入锁骨下静脉
E. 是浅静脉

113. 关于肘正中静脉叙述正确的是( )
A. 起于手背静脉网正中
B. 大多注入肱静脉
C. 属于深静脉
D. 属于浅静脉
E. 连接桡静脉和尺静脉

114. 关于奇静脉叙述正确的是( )
A. 注入头管静脉
B. 注入上腔静脉
C. 起自左腰升静脉
D. 收集乳房静脉的血液
E. 收集胸廓内静脉的血液

115. 关于小隐静脉叙述正确的是( )
A. 行于外踝后方
B. 行于外踝前方
C. 起于足背静脉弓内侧
D. 注入胫后静脉
E. 无静脉瓣

116. 关于门静脉叙述正确的是( )
A. 注入下腔静脉
B. 注入肝静脉
C. 无静脉瓣
D. 没有侧副循环
E. 只有肠系膜上下静脉注入

117. 胸导管不收集( )
A. 左上半身的淋巴
B. 左下半身的淋巴
C. 右下半身的淋巴
D. 右上半身的淋巴
E. 左下肢的淋巴

118. 关于右淋巴导管叙述正确的是( )
A. 收集右上半身的淋巴
B. 收集右下半身的淋巴
C. 收集右下肢的淋巴
D. 是最长的淋巴导管
E. 收集全身二分之一的淋巴

119. 关于头静脉叙述正确的是( )
A. 起于手背静脉网桡侧
B. 起于手背静脉网尺侧
C. 注入肱静脉
D. 注入贵要静脉
E. 是深静脉

120. 关于副半奇静脉叙述正确的是( )

A. 起于左腰升静脉
B. 起于右腰升静脉
C. 注入半奇静脉
D. 收集左下部肋间后动脉的血液
E. 以上均不对

121. 关于睾丸静脉叙述正确的是(　)
A. 均注入下腔静脉
B. 右侧的注入下腔静脉
C. 左侧的注入下腔静脉
D. 均注入肾静脉
E. 注入肾上腺静脉

122. 关于人体的淋巴干叙述正确的是(　)
A. 有八条
B. 有九条
C. 不成对的有两条
D. 都注入胸导管
E. 注入静脉角

123. 关于颈外静脉叙述正确的是(　)
A. 是颈部最粗大的浅静脉
B. 由枕静脉和面静脉合成
C. 注入颈内静脉
D. 注入头臂静脉
E. 位于胸锁乳突肌深方

124. 关于上腔静脉由左、右叙述正确的是(　)
A. 头臂静脉合成
B. 锁骨下静脉合成
C. 颈内静脉合成
D. 头臂干合成
E. 锁骨下静脉和颈内静脉合成

125. 关于头臂静脉叙述正确的是(　)
A. 只有一条
B. 由两侧颈内静脉合成
C. 由颈内静脉与锁骨下静脉合成
D. 由两侧的锁骨下静脉合成
E. 在胸锁关节后注入上腔静脉

二、填空题

1. 脉管系统包括______和______系统。
2. 心位于胸腔______内，心底朝向______方，心尖朝向______方，在左侧第______肋间隙，锁骨中线______侧 1～2cm 处可摸到心尖搏动。
3. 心血管系统由______、______、______和______组成。
4. 右心房的入口有______、______和______。右心房的出口是______。
5. 心房与心室表面的分界标志是______，左、右心室表面的分界标志是______和______。
6. 体循环时，血液由______搏出，最终回流到______；肺循环时，血液由______搏出，最终回流到______。
7. 左心室的入口称______口，口周缘附有______，各借______连于乳头肌。
8. 右心室的入口为______，其周缘附有______瓣；右心室的出口为______，其周缘附有______瓣。
9. 心的室间隔大部分称______，小部分称______。
10. 营养心的动脉有______和______，回心的血管有______、______、______和冠状窦。
11. 心壁可分为三层，由内向外为______、______和______。
12. 心包可分为______和______。
13. 浆膜性心包脏、壁两层之间的腔隙称______。
14. 心传导系由______构成，包括______

______、______、______和______及蒲肯野纤维网。其中______为正常心跳起搏点。

15. 主动脉根据其行程可分为______、______和______三段。

16. 主动脉弓凸侧发出的分支自右向左依次为______、______和______动脉。

17. 上肢动脉的主干依次有______、______、______和______动脉。

18. 左冠状动脉起自______，经______和______之间行向冠状沟，随即分为______和______二大分支。

19. 面浅部出血，压迫止血部位应在______与______交界处。

20. 掌浅弓由______与______构成；掌深弓由______和______构成。

21. 腹主动脉不成对的脏支有______、______和______动脉。

22. 腹腔干由______动脉发出，其分支有______、______和______动脉。

23. 头面部大出血时，将______动脉压向第______颈椎的______，进行急救止血。上肢出血时可将______动脉向后下压向______进行止血。

24. 肠系膜上动脉的主要分支有______、______和______，阑尾动脉起自______动脉。

25. 肠系膜下动脉的分支有______、______和______动脉。

26. 上腔静脉由______和______汇合而成。在注入右心室之前有______静脉注入。

27. 上肢浅静脉较为恒定的主干有______、______和______静脉。

28. 下腔静脉由______和______汇合而成，注入______。

29. 静脉角是指______与______静脉汇合处的夹角。

30. 睾丸动脉起自______动脉，卵巢动脉起自______动脉，子宫动脉起自______动脉。

31. 下肢的动脉主干依次是______、______、______和______动脉。

32. 当下肢外伤出血时，可在______中点稍下方压迫______进行止血。

33. 营养胃的动脉有______、______、______、______和______动脉。

34. 大隐静脉起自______，经内踝______方上行，注入______静脉。

35. 肝门静脉在胰头后方由______与______汇合而成。

36. 肝门静脉的属支主要有______、______、______、______、______和______静脉。

37. 左侧睾丸静脉注入______，右侧睾丸静脉注入______。

三、名词解释

1. 动脉
2. 静脉
3. 血液循环
4. 节制带(隔缘肉柱)
5. 颈动脉窦
6. 颈动脉小球
7. 掌浅弓
8. 掌深弓
9. 静脉角
10. 乳糜池
11. 心包

12. 肝门静脉系
13. 血管吻合
14. 侧副循环
15. 心包横窦
16. 心包斜窦
17. 浅静脉
18. 体循环
19. 肺循环
20. 淋巴系统
21. 卵圆窝(心脏)
22. 二尖瓣复合体
23. 窦房结
24. 房室束
25. 冠状窦
26. 动脉韧带

四、简答题

1. 右心室可分为哪几个部分？说明其位置及入口和出口。
2. 简述化学感受器和压力感受器的部位和功能。
3. 腹主动脉有哪些壁支和脏支？
4. 简述出入心底的大血管有哪些。
5. 简述颈外动脉有哪些主要分支。
6. 简述肠系膜上动脉有哪些分支。
7. 简述结肠有哪些动脉分布。
8. 试比较动、静脉的特点。
9. 简述头臂静脉的合成和属支。
10. 简述颈内静脉的起始和属支。
11. 简述下腔静脉的合成和属支。
12. 何谓心脏的传导系？
13. 简述供应胃的动脉及其来源。
14. 试述肝门静脉系的构成。
15. 胆囊炎患者，口服抗生素进行治疗。请依次写出药物从口腔到达胆囊的途径。
16. 试述颈外动脉的起始、走行及主要分支。
17. 患者右上颌牙龈发炎，护士于患者臀部注射抗生素治疗，请写出药物到达右 上颌牙齿、牙龈的途径。
18. 自股动脉插管经何途径到达左冠状动脉前室间支？
19. 临床上进行胃切除手术时，要涉及哪些动脉？他们分别来自什么动脉？
20. 某人右手掌刺伤后发生细菌感染，现经左手背注射抗生素治疗，请用箭头表示药物到达病变部位的经血液解剖途径及药物经泌尿系排出体外的过程。
21. 人的体表可摸到哪些动脉的搏动？
22. 试述直肠和肛管的动脉来源及其静脉回流。
23. 简述甲状腺的动脉来源和静脉回流。
24. 结合肝门静脉的特点及侧支循环，试述门静脉高压患者会出现哪三大症状？为什么？
25. 治疗阑尾炎时，经臀大肌注射药物经何途径到达阑尾。
26. 临床肝硬化肝门静脉高压患者，常出现呕血、便血和脐周静脉曲张等表现，请根据肝门静脉系的特点及肝门静脉系的交通，解释上述表现的解剖学基础。
27. 胆囊炎症中用静脉注射药物治疗，若采取贵要静脉注射，说明药物到达胆囊的途径和经尿液排出体外的途径？
28. 体循环、肺循环是怎样定义的？主要功能如何？
29. 什么是侧支吻合和侧支循环？
31. 什么是心房与心室及左、右心室表面分界标志？标志内分别有什么重要结构？
32. 试述腹前壁的主要动、静脉来源和归属。
33. 何谓流入道和流出道？
34. 试述心包的结构功能特点。
35. 试述肝脓肿患者细菌经血行播散至右肺产生脓肿的途径。
36. 为什么心脏各腔出口血液能够保证单向流动？
37. 怎样描述心脏的传导系统？
38. 试述胸导管的行程、接受的淋巴干和引流范围。

39. 心有哪几个内腔？二尖瓣位于哪个内腔的入口处？

40. 主动脉可分为哪四部？哪部壁内含有压力感受器？

41. 何谓面部“危险三角”？为什么面部疖肿，尤其是“危险三角”的疖肿不能挤压？

42. 说明肝硬化发生呕血的原因及肝门静脉侧副循环的途径。

43. 说明人体淋巴干与淋巴导管之间的流注关系及收受范围。

44. 说明胸导管的合成、主要行程及收受范围。

45. 利用肝门静脉的组成、收集范围及侧副吻合的知识说明肝硬化时出现的呕血、便血、腹壁静脉曲张、脾大和腹水的产生机理。

46. 口服利福平治疗肺结核，最后经尿路排出体外，试述药物入血到肺最后排出体外的全部途径。

47. 试述心脏的位置，各瓣膜的名称及作用。

48. 经手背静脉网进行静脉点滴，试述药物到达肺部的循环途径。

49. 试述癌细胞沿血行从肺转移至肾的途径。

50. 给二尖瓣狭窄患者行心导管术扩张二尖瓣时，常经股动脉插入导管，试述导管从股动脉逆行入左心室的途径及经过的结构。

51. 左心室腔内可见哪些结构？

52. 甲状腺有哪些血管分布？

53. 胃有哪些动脉分布？

54. 面静脉有何特点？如何与海绵窦相交通？

五、填图题

1.

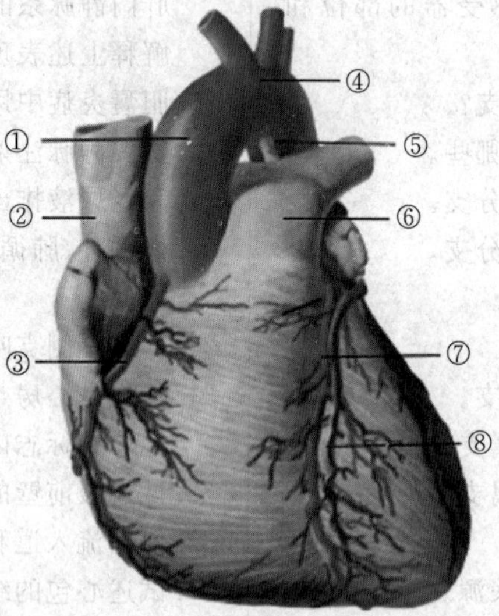

①________；②________；③________；④________；
⑤________；⑥________；⑦________；⑧________

2.

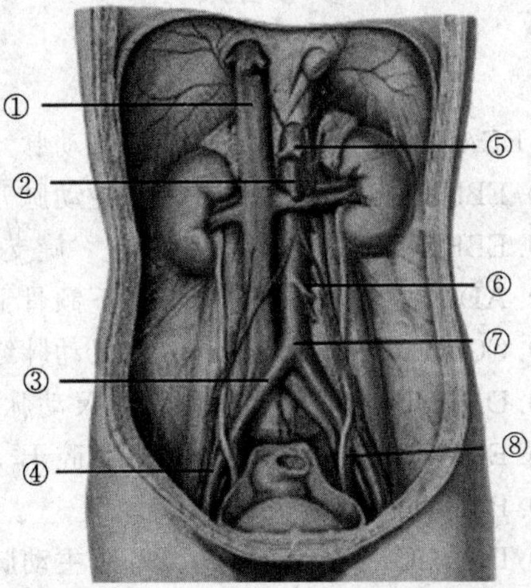

①________；②________；③________；④________；

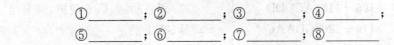

⑤________；⑥________；⑦________；⑧________

参考答案

一、选择题

1—5. EEBEC　6—10. EEAEB
11—15. EEBDE　16—20. EBDEB
21—25. CDBAC　26—30. EBEEC
31—35. DEADC　36—40. ADCED
41—45. ECCEE　46—50. CCBAB
51—55. BEEEC　56—60. DABDB
61—65. BBBDD　66—70. EDABB
71—75. CADCA　76—80. BBCDD
81—85. CABCB　86—90. DCACC
91—95. BDCDE　96—100. ABCDB
101—105. EEBED　106—110. ACDDD
111—115. BCDBA　116—120. CDAAC
121—125. BBAAC

二、填空题

1. 心血管系统　淋巴系统
2. 中纵隔　右后上　左前下方　5　内
3. 心　动脉　毛细血管　静脉
4. 上腔静脉口　下腔静静脉口　冠状窦口　右房室口
5. 冠状沟　前室间沟　后室间沟
6. 左心室、右心房、右心室、左心房
7. 左房室口　二尖瓣　腱索
8. 右房室口　三尖瓣　肺动脉口　肺动脉瓣
9. 肌部　膜部
10. 左冠状动脉　右冠状动脉　上腔静脉　下腔静脉　肺静脉
11. 心内膜　心肌层　心外膜
12. 纤维心包　浆膜心包
13. 心包腔
14. 特殊分化的心肌纤维　窦房结　房室结　房室束　左、右束支　窦房结
15. 升主动脉　主动脉弓　降主动脉
16. 头臂干　左颈总动脉　左锁骨下动脉
17. 腋动脉　肱动脉　尺动脉　桡动脉
18. 主动脉升部　左心耳　肺动脉干　前室间支　旋支
19. 下颌骨下缘、咬肌前缘
20. 尺动脉终端　桡动脉掌浅支　桡动脉终端　尺动脉掌深支
21. 腹腔干　肠系膜上动脉　肠系膜下动脉
22. 腹主动脉　胃左动脉　肝总动脉　脾动脉
23. 颈总动脉、第 6 颈椎、横突结节、锁骨下动脉、第 1 肋
24. 空、回肠动脉　回结肠动脉　右结肠动脉　回结肠动脉
25. 左结肠动脉　乙状结肠动脉　直肠上动脉
26. 左头臂静脉　右头臂静脉　奇静脉
27. 头静脉　贵要静脉　肘正中静脉
28. 左髂总静脉　右髂总静脉　右心房
29. 颈内静脉　锁骨下静脉
30. 腹主动脉　腹主动脉　髂内动脉
31. 股动脉　动脉　胫前动脉　胫后动脉
32. 腹股沟韧带　股动脉
33. 胃左动脉　胃右动脉　胃网膜左动脉　胃网膜右动脉　胃短动脉
34. 足背静脉弓内侧　前　股静脉
35. 肠系膜上静脉　脾静脉
36. 肠系膜上静脉　脾静脉　肠系膜下静脉　胃左静脉　胃右静脉　附脐静脉
37. 左肾静脉　下腔静脉

三、名词解释

1. 动脉：导血离心的血管称动脉。
2. 静脉：导血回心的血管称静脉。

3. 血液循环：心有节律地舒缩，将血液射入动脉。血液最后经毛细血管分布至全身各部组织，在此与细胞和组织进行气体和物质交换后，再经静脉返回心脏。如此循环不止称为血液循环。

4. 节制带(隔缘肉柱)：在右心室连接室间隔和前乳头肌基部的肌束。其内有右束支的纤维通过。

5. 颈动脉窦：是颈总动脉末端和颈内动脉起始部膨大部分。窦壁外膜较厚，有丰富的游离神经末梢，为压力感受器，可感受血压的变化。

6. 颈动脉小球：为扁圆形小体，借结缔组织连于颈总动脉分叉的后方，为化学感受器，可感受血液中二氧化碳分压、氧分压和氢离子浓度变化。

7. 掌浅弓：由尺动脉末端与桡动脉掌浅支吻合而成，位于掌腱膜深面，弓的凸侧平掌骨中部，从弓的凸侧发出 3 条指掌侧总动脉和 1 条小指尺掌侧动脉。

8. 掌深弓：由桡动脉末端和尺动脉的掌深支吻合而成，位于屈指肌腱深面，弓的凸侧在掌浅弓近侧，约平腕掌关节高度。由弓发出 3 条掌心动脉，注入相应的指掌侧总动脉。

9. 静脉角：锁骨下静脉与颈内静脉在胸锁关节后方汇合成头臂静脉，两静脉汇合部称静脉角。左、右静脉角分别有胸导管、右淋巴导管注入。

10. 乳糜池：于第 1 腰椎前方，左、右腰干和肠干汇合，形成膨大的胸导管起始部，称之为乳糜池。

11. 心包：是包裹心及大血管根部的囊状结构，可分为纤维性心包和浆膜性心包。浆膜性心包的脏、壁两层之间为心包腔。心包对心脏具有保护作用。

12. 肝门静脉系：由肝门静脉及其属支组成，收集腹、盆部消化道（包括食管腹段，但齿状线以下肛管除外）、脾、胰和胆囊的静脉血。起始端和末端与毛细血管相连，无瓣膜。

13. 血管吻合：人体的血管除经动脉—毛细血管—静脉相通外，在动脉与动脉之间，静脉与静脉之间，甚至动脉与静脉之间都可彼此直接接通，形成血管吻合。

14. 侧副循环：为主干血流受阻或不通时，通过侧副管的血液量增多，管腔逐渐扩大与其他分支吻合，以代替主干发挥作用。这种循环途径称侧副循环。能。

15. 心包横窦：浆膜性心包脏层将升主动脉和肺动脉干共同包绕，使其后方与左房前壁和上腔静脉之间留一间隙称心包横窦。

16. 心包斜窦：在左心房后壁与后部心包壁层之间留有腔隙，其两侧界为左肺静脉、右肺静脉和下腔静脉，称心包斜窦。

17. 浅静脉：位置表浅，走在皮下的静脉，又称皮下静脉，数目较多，不与动脉伴行。

18. 体循环：含氧量高的动脉血自左心室流入主动脉，再沿各级分支达全身各部毛细血管，在此进行物质交换后，缺氧的静脉血经各级静脉，最后由冠状窦、上腔静脉、下腔静脉流回右心室，此循环途径称为体循环。

19. 肺循环：缺氧的静脉血自右心室进入肺动脉，经肺动脉各级分支，进行气体交换后，含氧丰富的动脉血经肺静脉流回左心房。此循环途径称为肺循环。

20. 淋巴系统：淋巴系统由淋巴管道、淋巴组织和淋巴器官组成。淋巴管道和淋巴结的淋巴窦内含有淋巴液。淋巴系统是心血管系统的辅助系统，协助静脉引流组织液。此外，淋巴器官和淋巴组织具有产生淋巴细胞、过滤淋巴液和进行免疫应答的功能。

21. 卵圆窝(心脏)：右心房内侧壁的后部主要由房间隔形成。房间隔右侧面中下部有一卵圆形凹陷，称为卵圆孔，为胚胎时期卵圆孔闭合后的遗迹，此处薄弱，是房间隔缺损的好发部位。

22. 二尖瓣复合体：二尖瓣环、瓣尖、腱索和乳头肌在结构和功能上是一个整体，称为二尖瓣复合体

23.窦房结:位于上腔静脉与右心房交界处的界沟上 1/3 的心外膜下,呈长梭形,为心的正常起搏点。

24.房室束:起自房室结前端,穿中心纤维体,至室间隔膜部后下缘,分出左束支纤维,最后分为左、右束支。

25.冠状窦:位于心脏膈面,左心房与左心室之间的冠状沟内,收集心脏大部分的静脉血,主要接受心大、中、小静脉。

26.动脉韧带:在肺动脉分叉处稍左侧有一纤维性结缔组织索连于主动脉弓下缘,它是胚胎时期动脉导管闭锁后的遗迹,称为动脉韧带。若生后不闭锁有血液流通则称之为动脉导管未闭,是常见的先天性心脏病之一。

四、简答题

1.**答:**右心室以室上嵴为界分为流出道(肺动脉圆锥),出口为肺动脉口和流入道(其余部分),入口为右房室口。

2.**答:**化学感受器感受血中氧和二氧化碳浓度的变化,存在于主动脉弓凹侧下方的主动脉小球和颈内、颈外动脉分叉处后方的颈动脉小球;压力感受器感受血压的变化,存在于主动脉弓壁内和颈总动脉末端或颈内动脉起始处的膨大部分血管壁内的颈动脉窦。

3.**答:**腹主动脉的壁支主要有膈下动脉和腰动脉。成对的脏支包括肾上腺中动脉、肾动脉和睾丸动脉(卵巢动脉);不成对的脏支有腹腔干、肠系膜上动脉和肠系膜下动脉。

4.**答:**出入心底的大血管有上腔静脉、下腔静脉、肺动脉干和主动脉 4 条肺静脉。

5.**答:**颈外动脉的主要分支有甲状腺上动脉、舌动脉、面动脉、上颌动脉和颞浅动脉等。

6.**答:**肠系膜上动脉的分支空肠动脉、回肠动脉、回结肠动脉、右结肠动脉和中结肠动脉。

7.**答:**结肠的动脉分布回结肠动脉、右结肠动脉、中结肠动脉、左结肠动脉和乙状结肠动脉

8.**答:**动脉是引血出心的血管,起于心室,血流速度较快,内压高,管腔细,管壁厚,弹性强;静脉是引血回心的血管,起于毛细血管,血流速度较慢,内压低,管腔粗,管壁薄,弹性弱。

9.**答:**头臂静脉由同侧颈内静脉和锁骨下静脉在胸锁关节后方汇合而成,其属支有:颈内静脉、锁骨下静脉、椎静脉、胸廓内静脉和甲状腺下静脉等。

10.**答:**颈内静脉在颈静脉孔处起于乙状窦,除收受乙状窦的静脉血外,还有面静脉,下颌后静脉,舌静脉和甲状腺上、中静脉等属支。

11.**答:**下腔静脉由左、右髂总静脉合成,其属支有左、右髂总静脉,膈下静脉,腰静脉,右侧睾丸静脉(卵巢静脉),肾静脉,右肾上腺静脉和肝静脉。

12.**答:**由特殊心肌细胞构成,具有自律性和传导性,主要功能是产生和传导冲动,控制心脏的节律性活动。包括窦房结、结间束、房室结区、房室束、左束支、右束支和蒲肯野纤维网。

13.**答:**分布于胃的动脉有 6 条,其中胃左动脉起自腹腔干;胃右动脉起自肝固有动脉;胃网膜左动脉、胃短动脉、胃后动脉起自脾动脉;胃网膜右动脉起自胃十二指肠动脉。

14.**答:**肝门静脉系由肝门静脉及其属支构成,肝门静脉由脾静脉和肠系膜上静脉在胰头后方汇合而成,经肝十二指肠韧带至肝门入肝,其属支除上述两支外,还有肠系膜下静脉、胃左静脉、胃右静脉、胆囊静脉和附脐静脉等。借助这些静脉,肝门静脉收集除肝脏以外的腹腔内不成对脏器的静脉血。肝门静脉的特点:其一为起端和末端均与毛细血管相连;二为肝门静脉无瓣膜,故肝门静脉压力增高时,血液容易反流。

15.**答:**药物从口→经咽峡→咽→食管→胃→十二指肠→空、回肠,由小肠毛细血管网

吸收→小肠静脉→肠系膜上静脉→肝门静脉→肝血窦→肝静脉→下腔静脉→右心房→右房室口(三尖瓣)→右心室→肺动脉口(肺动脉瓣)→肺动脉及各级分支→肺泡毛细血管→肺静脉→左心房→左房室口(二尖瓣)→左心室→主动脉口(主动脉瓣)→升主动脉→主动脉弓→胸主动脉→腹主动脉→腹腔干→肝总动脉→肝固有动脉→肝右动脉→胆囊动脉→胆囊病灶。

16. **答**:颈外动脉在甲状软骨上缘高度发自颈总动脉,上行穿腮腺至下颌颈处分为颞浅动脉和上颌动脉。主要分支有:面动脉、甲状腺上动脉、舌动脉、颞浅动脉、上颌动脉、枕动脉、耳后动脉、咽升动脉等。

17. **答**:抗生素经臀部肌肉吸收→臀上静脉→髂内静脉→髂总静脉→下腔静脉→右心房→右房室口(三尖瓣)→右心室→肺动脉口(肺动脉瓣)→肺动脉及各级分支→肺泡毛细血管→肺静脉→左心房→左房室口(二尖瓣)→左心室→主动脉口(主动脉瓣)→升主动脉→主动脉弓→头臂干→右颈总动脉→右颈外动脉→右上颌动脉→右上牙槽动脉→右上颌牙龈。

18. **答**:股动脉→髂外动脉→髂总动脉→腹主动脉→胸主动脉→主动脉弓→升主动脉→主动脉左窦→左冠状动脉→左冠状动脉的前室间支。

19. **答**:手术时涉及胃的动脉有 6 条:胃左动脉起自腹腔干;胃右动脉起自肝固有动脉;胃网膜左动脉、胃短动脉、胃后动脉起自脾动脉;胃网膜右动脉起自胃十二指肠动脉。

20. **答**:抗生素到达病变部位路径为左手背静脉网→左头静脉、贵要静脉→左肱静脉、左腋静脉→左锁骨下静脉→左头臂静脉→上腔静脉→右心房→右房室口(三尖瓣)→右心室→肺动脉口(肺动脉瓣)→肺动脉及各级分支→肺泡毛细血管→肺静脉→左心房→左房室口(二尖瓣)→左心室→主动脉口(主动脉瓣)→升主动脉→主动脉弓→头臂干→右锁骨下动脉→右腋动脉→右肱动脉→右尺、桡骨动脉→右掌浅、深弓。经泌尿系统排出过程:上接左心房(以前同上)→左心室→主动脉口(主动脉瓣)→升主动脉→主动脉弓→胸主动脉→腹主动脉→肾动脉→肾小球→肾内管道系统→肾小盏→肾大盏→肾盂→输尿管→膀胱→尿道→排出体外。

21. **答**:面动脉在下颌骨下缘与咬肌前缘交界处位置表浅,活体可摸到其搏动。在外耳门前上方颧弓根部可摸到颞浅动脉的搏动。在颈侧部,喉的外侧可摸到颈总动脉的搏动。在肘窝、肱二头肌腱内侧,可摸到肱动脉的搏动。在桡骨下端前方,桡侧腕屈肌腱外侧,可摸到桡动脉的搏动。在腹股沟韧带中点下方,可摸到股动脉的搏动。在踝关节前方,内、外踝连线中点,可摸到足背动脉的搏动。

22. **答**:直肠的动脉包括:直肠上动脉为肠系膜下动脉的延续;直肠下动脉为髂内动脉的分支。肛管的动脉为肛动脉来自阴部内动脉。直肠和肛管的静脉起自直肠和肛管静脉丛,并分别经直肠上静脉回流入肠系膜下静脉;经直肠下静脉回流至髂内静脉;经肛静脉汇入阴部内静脉。

23. **答**:供应甲状腺的动脉主要为甲状腺上动脉和甲状腺下动脉,前者为颈外动脉的分支,后者起自甲状颈干。甲状腺回流静脉主要是甲状腺上、中、下静脉,前两者回流至颈内静脉,后者注入头臂静脉。

24. **答**:肝门静脉的特点:①肝门静脉两端均起自毛细血管。②肝门静脉极其属支没有静脉瓣。其侧支循环:①肝门静脉经胃左静脉到食管静脉丛和上腔静脉系吻合。②肝门静脉经直肠静脉丛到髂内静脉与下腔静脉系吻合。③肝门静脉经附脐静脉与上腔静脉系的胸腹壁静脉和腹壁上静脉,或与下腔静脉系腹壁浅静脉和腹壁下静脉之间的吻合。所以肝硬化晚期门静脉高压的患者因门静脉高压,导致三条静脉丛静脉血回流受阻而曲张出现呕血、便血和腹壁下静脉怒张三大症状。

25. **答**:臀大肌注射时,药物经臀大肌毛细血管吸收→臀上静脉→髂内静脉→髂总静脉→下腔静脉→右心房→右心室→肺动脉及各级分支→肺泡毛细血管→肺静脉→左心房→左心室→升主动脉→主动脉弓→胸主动脉→腹主动脉→肠系膜上动脉→回结肠动脉→阑尾动脉→毛细血管→阑尾

26. **答**:肝门静脉与上、下腔静脉之间可通过三条途径相互交通,分别为:食管静脉丛、直肠静脉丛和腹壁静脉丛。

食管静脉丛途径:肝门静脉通过胃左静脉、食管静脉丛与上腔静脉系的奇静脉和半奇静脉交通。

直肠静脉丛途径:肝门静脉通过肠系膜下静脉、直肠上静脉、直肠静脉丛与下腔静脉系的直肠下静脉和肛静脉交通。

腹壁静脉丛途径:肝门静脉通过附脐静脉、脐周静脉网与上腔静脉系的腹壁上静脉、胸腹壁静脉和下腔静脉系的腹壁下静脉、腹壁浅静脉交通。

由于肝门静脉缺少瓣膜,故当肝门静脉内的血液压力增高时,血液回流受阻,甚至反流,从而引起肝门静脉与上、下腔静脉间的交通开放,导致原本经肝门静脉回流的血液经吻合支流入腔静脉系,从而引起吻合静脉扩张(曲张),乃至破裂出血。

当上述曲张的食管静脉丛血管破裂将引起呕血;当曲张的直肠静脉丛破裂将引起便血;若肝门静脉经腹壁静脉丛途径与上、下腔静脉形成交通则出现腹壁静脉曲张。

27. **答**:经肘正中静脉注射后药物依次经过贵要静脉、肱静脉、腋静脉、锁骨下静脉、头臂静脉、上腔静脉、右心房、右心室、肺动脉、肺毛细血管、肺静脉、左心房、左心室、主动脉、腹腔干、肝总动脉、肝固有动脉、肝动脉右支最后经胆囊动脉到达胆囊。

经尿液排出途径从贵要静脉至主动脉上述途径相同,自主动脉再向下依次经过:肾动脉、肾小球毛细血管、肾小囊、肾小管、肾小盏、肾大盏、肾盂、输尿管、膀胱最后经尿道排出体外。

28. **答**:体循环:血液从左心室输出,经主动脉及其分支到达全身毛细血管,然后由小静脉逐级汇成大静脉,最终汇集成上、下腔静脉及冠状窦注入右心房,此循环称为体循环。体循环的功能是在组织、器官部位的毛细血管处完成物质和气体交换。

肺循环:血液由右心室输出,经肺动脉干及其各级分支到达肺泡毛细血管,然后经肺静脉注入左心房,这一循环途径称为肺循环。肺循环的功能是在肺泡壁的毛细血管处进行气体交换,使静脉血转化为动脉血。

29. **答**:一些血管主干在行程中发出与其平行的侧副管,不同高度的侧副管彼此吻合,称为侧支吻合。在动脉主干阻塞时,侧支吻合中原本较细的侧副管逐渐增粗,血流可经此到达阻塞远端的血管主干,代偿阻塞区血管的血液循环,这种通过侧支建立起来的循环称为侧支循环。

30. **答**:心位于胸腔的中纵隔内,周围裹以心包,约1/3在身体正中面的右侧,2/3在正中面的左侧。心的前面对向胸骨体下部和第2～6肋软骨,大部分被肺及胸膜掩盖,小部分邻近胸骨体下部和第4～6肋软骨;后方平对第5～8胸椎,与食管、迷走神经和胸主动脉相毗邻;下方为膈;上方与出入心的大血管相连;两侧与左、右肺及纵隔胸膜为邻。

31. **答**:心房与心室表面分界标志是冠状沟,左、右心室的表面分界标志是前、后室间沟。冠状沟右侧部主要通行右冠状动脉和心小静脉,冠状沟左侧部主要通行左冠状动脉;冠状沟后部有冠状窦。前室间沟内有左冠状动脉的前室间支和心大静脉通行;后室间沟内有右冠状动脉的后室间支和心中静脉通行。

32. **答**:腹前壁动脉是多源性的,有来自

胸廓内动脉的腹壁上动脉，来自髂外动脉的腹壁下动脉，来自髂外动脉的旋髂深动脉，来自股动脉的旋髂浅动脉、腹壁浅动脉以及下位肋间动脉和肋下动脉。

前腹壁的静脉归属多向，腹壁上静脉归于胸廓内静脉，腹壁下静脉归于髂外静脉，胸腹壁静脉归胸外侧静脉，腹壁浅静脉归大隐静脉。

33. **答**：左、右心室按其功能均可分为流入道和流出道，右心室的流入道是窦部，为右室腔的主要部分，与流出道之间以室上嵴为界，其入口是房室口。右心室流出道为漏斗部，即肺动脉圆锥，其出口为肺动脉口。左心室流入道与流出道之间以二尖瓣前失为界，左室流入道入口为左房室口，左室流出道为主动脉前庭，是左室腔的前内侧部分，其出口为主动脉口。

34. **答**：心包是包裹心和大血管根部的囊，可分为纤维性心包和浆膜性心包。纤维性心包由结缔组织构成，与心底大血管外膜相移行。浆膜性心包分壁层和脏层，脏层又称心外膜，壁层贴于纤维心包内面，二层间为心包腔，内有少量浆液，有润滑减少摩擦的作用。

35. **答**：肝脓肿处的细菌→肝血窦→肝静脉→下腔静脉→下腔静脉口→右心房→右房室口→右心室→肺动脉口→肺动脉干→右肺动脉→右肺动脉各级分支→右肺毛细血管→引起右肺脓肿。

36. **答**：右心房的出口为右房室口，口周围有三尖瓣复合体，其功能是在心脏的收缩期关闭右房室口，防止右心室的血液反流回右心房；右心室的出口为肺动脉口，口周围有肺动脉瓣，其功能是在心脏的舒张期关闭肺动脉口，防止肺动脉中的血液反流回右心室；左心房的出口为左房室口，口周围有二尖瓣复合体，其功能是在心脏的收缩期关闭左房室口，防止左心室的血液反流会左心房；左心室的出口为主动脉口，口周围有主动脉瓣，其功能是在心脏的舒张期关闭主动脉口，防止主动脉中的血液反流回左心室。

37. **答**：由特殊心肌细胞构成，具有自律性和传导性，主要功能是产生和传导冲动，控制心脏的节律性活动。包括：窦房结、结间束、房室结区、房室束，左、右束支和蒲肯野纤维网。

38. **答**：胸导管平第 12 胸椎下缘高度起自乳糜池，经膈的主动脉裂孔进入胸腔。沿脊柱右前方和胸主动脉与奇静脉之间上行，至第 5 胸椎高度经食管与脊柱之间向左侧斜行，然后沿脊柱左前方上行，经胸廓上口至颈部。在左颈总动脉和左颈内静脉的后方转向前内下方，注入左静脉角。乳糜池位于第 1 腰椎前方，呈囊状膨大，接受左、右腰干和肠干。胸导管在注入左静脉角处接受左颈干、左锁骨下干和左支气管纵隔干。胸导管引流下肢、盆部、腹部、左上肢、左胸部和左头颈部的淋巴，即全身 3/4 部位的淋巴。

39. **答**：心的内腔有：左心房、左心室、右心房、右心室。二尖瓣位于左心室的入口处。

40. **答**：主动脉可分为：升主动脉、主动脉弓、胸主动脉、腹主动脉四部。主动脉弓壁内含有压力感受器。

41. **答**：鼻根至两口角之间的三角形区域，称为面部“危险三角”。面静脉在鼻根与两口角连线的三角形区域内无静脉瓣，借内眦静脉、眼静脉与颅内的海绵窦相交通，该区发生感染时，若处理不当，如挤压等，细菌（和脓栓）可经上述途径蔓延到颅内，引起颅内感染（海绵窦炎或海绵窦栓塞），后果严重，故临床称此区为危险三角，所以面部尤其是危险三角的疖肿不能挤压

42. **答**：呕血的原因主要是由于肝门静脉高压，通过测副循环引起食管静脉丛瘀血所致。该侧副循环的途径是：肝门静脉→胃左静脉→食管静脉丛→食管静脉→奇静脉→上腔静脉。

43. **答**：人体有 9 条淋巴干和两条淋巴导

管，右侧上半身的淋巴汇入右颈干、右锁骨下干和右支气管纵隔干，再汇成右淋巴导管，注入右静脉角；左侧上半身的淋巴汇入左颈干、左锁骨下干和左支气管纵隔干，最后汇入胸导管；下半身的淋巴汇入左、右腰干和肠干，经胸导管注入左静脉角。

44. **答:**胸导管由左右腰干和肠干在第1腰椎椎体前汇合而成，起始部膨大称为乳糜池。

主要行程：乳糜池→主动脉裂孔→胸腔→行于主动脉和奇静脉之间→胸廓上口→颈部(弓形向左)→左静脉角。

胸导管收集除右颈干、右锁骨下干和右支气管纵隔干以外的六条淋巴干的淋巴，即人体左侧上半身和整个下半身的淋巴。

45. **答:**肝硬化时门静脉回流受阻，门静脉压力增高，因此门静脉血经胃冠状静脉、食管静脉、奇静脉回上腔静脉，食管静脉丛曲张破裂可呕血；门脉血经脾静脉、肠系膜下静脉、直肠上静脉、直肠静脉丛再经直肠下静脉、肛静脉归入下腔静脉，直肠静脉丛曲张破裂可便血；门脉血经附脐静脉至脐周静脉网，向上经胸腹壁静脉，最终回上腔静脉，向下经腹壁浅静脉、大隐静脉最终回下腔静脉，因而胸腹壁静脉曲张；脾动脉血源源不断入脾，而脾静脉回流受阻，因此脾瘀血而大；肠系膜上、下静脉血回门静脉受阻，大量液体外漏而造成腹水。

46. **答:**口服利福平从肠吸收入肠毛细血管→肠静脉→肠系膜上静脉→肝门静脉→肝血窦→肝静脉→下腔静脉→右心房→右房室口→有心室→肺动脉干→左、右肺动脉及其分支→肺毛细血管(治疗肺结核)→肺静脉→左心房→左房室口→左心室→主动脉→主动脉弓→胸主动脉→腹主动脉→肾动脉→入球动脉→肾血管球→肾小囊→肾小管→集合管→肾小盏→肾大盏→肾盂→输尿管→膀胱→尿道→尿道外口→体外。

47. **答:**心脏位于胸腔的中纵隔内，前方对胸骨体和第2～6肋软骨，后方对第5～8胸椎，两侧与纵隔胸膜、胸膜腔和肺相邻；后方邻近食管、迷走神经和胸主动脉等，下方邻贴膈，上方与出入心的大血管相连。其瓣膜有二尖瓣(位于左房室口)、三尖瓣(位于右房室口)、主动脉瓣(位于主动脉口)和肺动脉瓣(位于肺动脉口)。这些瓣膜均有保证血液在心腔内定向流动的作用。当心室收缩时，室内压增高，血液泵至二尖瓣和三尖瓣，使左、右房室口关闭，防止血液向心房逆流。同时主动脉瓣和肺动脉瓣被冲开，左、右心室内的血液分别被射入主动脉和肺动脉于内。随之心室舒张，室腔内压降低，主动脉瓣和肺动脉瓣关闭，防止血液向心室逆流。同时二尖瓣和三尖瓣开放，心房内的血液流入心室。

48. **答:**手背静脉网→头静脉→腋静脉→锁骨下静脉→头臂静脉→上腔静脉→右心房→右房室口→右心室流入道→右心室流出道(动脉圆锥)→肺动脉口→肺动脉干→左、右肺动脉心肺动脉各级分支→毛细血管→肺部病灶。

49. **答:**癌细胞→肺毛细血管→肺静脉→肺静脉口→左心房→左房室口→左心室流入道→主动脉前庭(左心室流出道)→主动脉口→升主动脉→主动脉弓→胸主动脉→腹主动脉→肾动脉→肾。

50. **答:**股动脉→髂外动脉→髂总动脉→腹主动脉→胸主动脉→主动脉弓→升主动脉→主动脉口(周缘附有主动脉瓣)→主动脉前庭→左心室流入道→左房室口(周缘附有二尖瓣)→左心室。

51. **答:**左心室腔内可见二尖瓣、腱索、乳头肌、肉柱、左房室口、主动脉前庭和主动脉瓣。

52. **答:**甲状腺的血管有甲状腺上动脉、甲状腺下动脉及甲状腺上静脉、甲状腺中静脉、甲状腺下静脉。

53. **答:**胃的动脉包括胃左动脉、胃右动脉、胃网膜右动脉、胃网膜左动脉和胃短动脉。

54. **答**:面静脉的特点是无静脉瓣。其与海绵窦相交通的途径其一为面静脉→内眦静脉→眼上静脉→海绵窦;其二为面静脉→面深静脉→翼静脉丛→导血管→海绵窦。

五、填图题

1. ①升主动脉;②上腔静脉;③右冠状动脉;④主动脉弓;⑤动脉韧带;⑥肺动脉干;⑦前室间支;⑧心大静脉

2. ①下腔静脉;②肠系膜上动脉;③右髂总动脉;④髂外动脉;⑤腹腔干;⑥肠系膜下动脉;⑦腹主动脉;⑧髂内动脉

第八章　感觉器

一、选择题

1. 关于眼球纤维膜的叙述正确的是(　)
   A. 是眼球壁的最内层
   B. 富有血管和色素细胞
   C. 全层均透明
   D. 前 1/6 部分为角膜
   E. 后 5/6 为睫状体

2. 对角膜的描述,错误的是(　)
   A. 富有血管
   B. 富有感觉神经末梢
   C. 无色透明
   D. 占纤维膜的前 1/6
   E. 微向前凸

3. 关于角膜的叙述正确的是(　)
   A. 色白半透明
   B. 无屈光能力
   C. 表面盖有一层球结膜
   D. 富有感觉神经末梢
   E. 富有淋巴管

4. 关于巩膜的叙述正确的是(　)
   A. 占纤维膜的后 5/6
   B. 透明
   C. 棕黑色
   D. 前方与晶状体相连
   E. 具有屈光作用

5. 对巩膜的描述,错误的是(　)
   A. 致密坚韧
   B. 占纤维膜的后 5/6
   C. 与角膜交界处的深部有巩膜静脉窦
   D. 有保护眼球内部结构的功能
   E. 是脉络膜的一部分

6. 关于眼球的描述,哪项错误(　)
   A. 位于眶内,借筋膜连于眶壁
   B. 其后部经眼神经与脑相连
   C. 由眼球壁和内容物构成
   D. 略呈球形
   E. 具有屈光成像和感受光刺激的功能

7. 关于眼球血管膜的叙述正确的是(　)
   A. 位于眼球最外层
   B. 由疏松结缔组织构成
   C. 富有神经、血管和色素细胞
   D. 由前向后分为虹膜、睫状体、脉络膜
   E. 呈棕黑色

8. 关于虹膜的叙述正确的是(　)
   A. 为血管膜的最前部,位于角膜的后方
   B. 虹膜内有两种排列方向不同的骨骼肌
   C. 中央有一圆形的瞳孔
   D. 瞳孔括约肌受副交感神经支配
   E. 呈圆盘形

9. 沟通眼球前房和后房的是(　)
   A. 虹膜角膜角
   B. 巩膜静脉窦
   C. 瞳孔
   D. 泪点
   E. 前房角

10. 关于睫状体的叙述正确的是(　)

A. 位于虹膜的外后方
B. 是血管膜最肥厚的部分
C. 是吸收房水的部位
D. 睫状肌的舒缩可调节晶状体的曲度
E. 睫状肌属平滑肌

11. 关于脉络膜叙述正确的是( )
A. 位于血管膜的前部
B. 外面与巩膜疏松相连
C. 薄而柔软
D. 富有血管和色素细胞
E. 有营养眼球内组织的作用

12. 具有感受强光和辨色能力的是( )
A. 视锥细胞
B. 视杆细胞
C. 双极细胞
D. 节细胞
E. 视细胞

13. 看近物时，使晶状体变厚的主要原因是( )
A. 睫状小带紧张
B. 睫状肌收缩
C. 晶状体具有弹性
D. 瞳孔括约肌收缩
E. 以上都不正确

14. 关于房水的描述，错误的是( )
A. 由睫状体产生
B. 由眼前房经瞳孔到眼后房
C. 经虹膜角渗入巩膜静脉窦
D. 可营养眼球和维持眼压
E. 具有折光作用

15. 关于泪器叙述正确的是( )
A. 泪腺位于泪囊窝内
B. 泪小管由泪腺发出
C. 鼻泪管开口于下鼻道
D. 泪小管开中于结膜上穹
E. 泪点向内通往鼻泪管

16. 上直肌收缩时，瞳孔转向( )
A. 上内 B. 上外
C. 下内 D. 上方
E. 下外

17. 构成眼球壁的是( )
A. 角膜、脉络膜和视网膜
B. 纤维膜、角膜、血管膜和视网膜
C. 纤维膜、血管膜和视网膜
D. 角膜、巩膜和脉络膜
E. 纤维膜、角膜和巩膜

18. 关于视网膜叙述正确的是( )
A. 最内层为色素细胞层
B. 在视网膜视部偏鼻侧处有视神经盘
C. 含有丰富的血管及色素上皮
D. 全层都有感光能力
E. 由视细胞、双极细胞和锥细胞构成

19. 关于黄斑叙述正确的是( )
A. 有视网膜中央动脉穿过
B. 位于视神经盘颞侧 3.5mm 处的稍下方
C. 由双极细胞汇集而成
D. 感光作用强，但无辨色能力
E. 含视锥细胞和视杆细胞

20. 关于眼球的描述，错误的是( )
A. 睫状肌舒张，晶状体变厚，曲度变大
B. 眼房内充满房水
C. 房水渗入巩膜静脉窦
D. 前房经瞳孔与后房相通
E. 玻璃体为无色透明的胶状物

21. 关于玻璃体叙述正确的是( )
A. 为无色透明的液体
B. 与维持眼压有关

C. 有折光作用
D. 有营养视网膜的功能
E. 充满于眼球内

22. 关于结膜叙述正确的是（ ）
A. 睑结膜内有睑板腺
B. 构成眼球壁的外膜
C. 当眼睑闭合时，结膜围成结膜囊
D. 上、下睑结膜与眼球间形成结膜上、下穹
E. 薄而透明，富有血管，覆盖于眼睑

23. 关于房水叙述正确的是（ ）
A. 为充满于眼房内半透明液体
B. 由虹膜分泌
C. 由眼前房经瞳孔入眼后房
D. 调节入眼光线
E. 具有屈光作用

24. 关于眼球外肌叙述正确的是（ ）
A. 共七块，均起自神经管内的总腱环
B. 作用是上提眼睑和运动眼球
C. 上斜肌收缩使眼球转向上外方
D. 下斜肌收缩使眼球转向下外方
E. 是配布在眼球周围的平滑肌

25. 关于外耳道的描述，错误的是（ ）
A. 检查鼓膜时应将耳郭拉向后上方
B. 外耳道皮下组织少，炎性疖肿时疼痛剧烈
C. 外 2/3 为软骨部，内 1/3 为骨部
D. 是自外耳门至鼓膜的弯曲管道
E. 传导声波

26. 关于鼓膜叙述正确的是（ ）
A. 位于内耳和外耳之间
B. 中心部向内凹陷为鼓膜脐
C. 松弛部在下方
D. 前上方有反射光锥
E. 紧张部呈淡红色

27. 小儿咽鼓管的特点是（ ）
A. 较细长　B. 较细短
C. 较粗长　D. 较粗短
E. 粗短且水平位

28. 关于膜迷路叙述正确的是（ ）
A. 位于骨迷路内
B. 内含外淋巴
C. 由膜半规管、椭圆囊、球囊三部分构成
D. 内含神经纤维
E. 椭圆囊和球囊是位觉感受器

29. 不属于膜迷路的是（ ）
A. 椭圆囊　B. 膜半规管
C. 蜗管　D. 前庭
E. 球囊

30. 听觉感受器是（ ）
A. 壶腹嵴
B. 螺旋器
C. 球囊斑
D. 椭圆囊斑
E. 毛细胞

31. 关于鼓室叙述正确的是（ ）
A. 外侧壁是鼓室盖
B. 内侧壁是耳蜗
C. 壁内有黏膜覆盖
D. 经前庭窗通内耳
E. 借内耳门通颅腔

32. 关于听小骨叙述正确的是（ ）
A. 是骨传导的途径
B. 镫骨居三块听小骨之间
C. 锤骨附着于鼓膜内面
D. 砧骨处于最内侧
E. 连接蜗窗

33. 关于咽鼓管叙述正确的是(　)
A. 是内耳与咽相通的管道
B. 呈负压状态
C. 小儿此管近似垂直
D. 作用是维持鼓室内外气压平衡
E. 增强声波的传导

34. 声波从外耳道传到内耳,其经过顺序是(　)
A. 鼓膜→锤骨→镫骨→砧骨→耳蜗
B. 鼓膜→锤骨→砧骨→耳蜗
C. 鼓膜→镫骨→锤骨→砧骨→耳蜗
D. 鼓膜→锤骨→砧骨→镫骨→前庭窗→耳蜗
E. 鼓膜→锤骨→砧骨→镫骨→半规管→耳蜗

二、填空题

1. 根据感受器所在的部位和所接受的刺激来源可分为哪三类________、________和________。
2. 视器有________和______组成。
3. 眼球外膜(纤维膜)有前 1/6 的________后 5/6 的________组成。
4. 虹膜内有两种平滑肌,一是环绕在瞳孔周围,称为________肌,受________神经支配,另一种由瞳孔向周围呈放射状排列,称________肌,受________神经支配。
5. 睫状体包括______、________、________和__________。
6. 外耳由__________、____________和__________组成。
7. 三块听小骨由外向内依次是__________、__________和________。
8. 幼儿咽鼓管的特点是____________,它的临床意义是________________。
9. 骨迷路包括__________、__________和____________。
10. 听觉感受器是________。

三、名词解释

1. 感受器
2. 眼房
3. 虹膜角膜角
4. 巩膜静脉窦
5. 房水
6. 黄斑
7. 视神经盘
8. 屈光系统
9. 结膜囊
10. 光锥
11. 听骨链
12. 迷路

四、简答题

1. 简述房水的产生、循环途径及其功能。
2. 光线需经过哪些结构才能成像于视网膜上?
3. 简述视近物时晶状体的调节。
4. 简述鼓室的位置、各壁的名称和结构。
5. 简述咽鼓管的形态及小儿咽鼓管的特点。
6. 瞳孔开大或缩小的解剖学基础是什么?
7. 简述泪液的产生和排泄途径。
8. 简述声波的传导途径。
9. 简述膜迷路的分布及主要功能。
10. 运动眼球的肌肉有哪几条?其作用如何?

五、填图题

1.

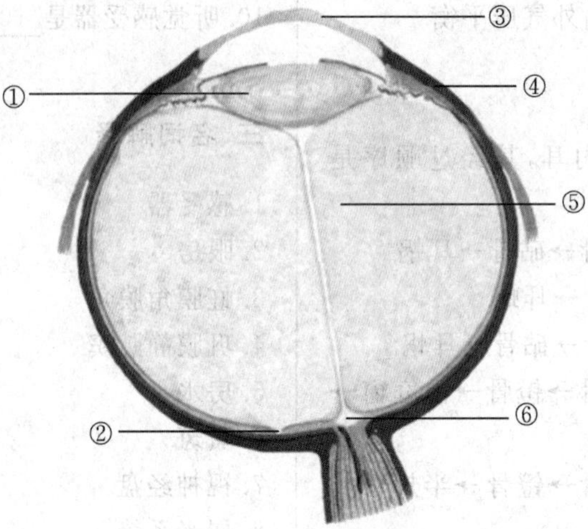

①________；②________；③________；④________；⑤________；⑥________

2.

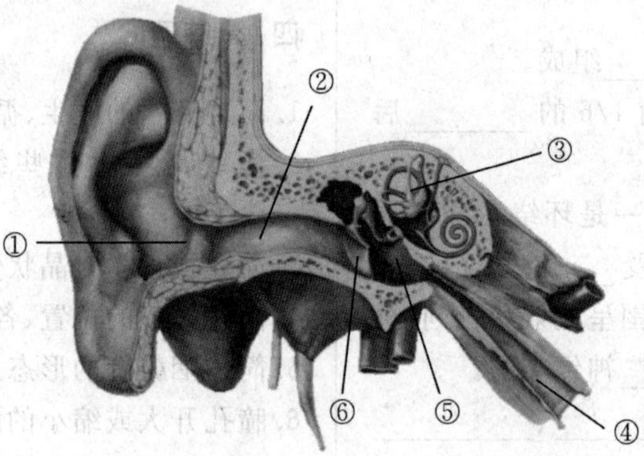

①________；②________；③________；④________；⑤________；⑥________

参考答案

一、选择题

1—5. DADAE　　6—10. BABCC
11—15. AABBC　　16—20. ACBBA
21—25. CCEBC　　26—30. BEADB
31—34. CCDD

二、填空题

1. 外感受器　内感受器　本体感受器
2. 眼球　眼副器
3. 角　巩
4. 瞳孔括约　副交感　瞳孔开大　交感
5. 睫状突　睫状环　睫状肌　睫状小带
6. 耳郭　外耳道　骨膜
7. 锤骨　砧骨　镫骨
8. 短平　咽部感染易经咽鼓管入侵鼓室，引起中耳炎
9. 骨半规管　前庭　耳蜗
10. 螺旋器

三、名词解释

1. 感受器：是指能接受机体内、外环境各种不同的刺激并转为神经冲动的结构，分为一般感受器和特殊感受器。

2. 眼房：为角膜与晶状体、睫状体之间的腔隙，被虹膜分隔成前房和后房。

3. 虹膜角膜角：眼球前房的边缘部，虹膜与角膜构成的夹角，称虹膜角膜角。

4. 巩膜静脉窦：在巩膜与角膜交界处的深部有一环形小管，称巩膜静脉窦，是房水回流的途径。

5. 房水：为充满于眼房内无色透明的液体，具有屈光、营养角膜、晶状体和维持眼内压的作用。

6. 黄斑：在视神经盘颞侧约 3.5mm 处有一黄色小区，称为黄斑，其中部略凹陷称中央凹，是感光和辨色最敏锐处。

7. 视神经盘：视网膜后部稍偏鼻侧处，由视神经纤维汇集成白色圆盘状的隆起，称视神经盘。此处无视细胞，无感光功能，故称为生理盲点。

8. 眼球的内容物：包括房水、晶状体和玻璃体。这些结构和角膜一样都是无血管、无色透明，具有屈光作用，故又称为眼球的屈光系统。

9. 结膜囊：当睑裂闭合时，各部分结膜共同围成的囊状腔隙，称结膜囊。

10. 光锥：活体检查时，鼓膜脐的前下方有一三角形反光区，称光锥。

11. 听骨链：鼓室内，锤骨、砧骨和镫骨借关节相连结，构成听骨链，可将鼓膜振动的压强放大，传入耳内。

12. 迷路：内耳位于颞骨岩部内，结构复杂，故又称迷路，分骨迷路与膜迷路。

四、简答题

1. **答**：房水由睫状体产生后，由眼球后房经瞳孔入眼球前房，然后经虹膜角膜角渗入巩膜静脉窦，最后入眼静脉。房水有屈光、营养角膜和晶大状体、维持眼内压等功能。

2. **答**：光线→角膜→前房房水→瞳孔→后房房水→晶状体→玻璃体→刺激感光细胞→双极细胞→节细胞→视神经→中枢。

3. **答**：视近物时，睫状肌收缩，睫状突向前内移位，靠近晶状体，睫状小带松弛，晶状体依靠本身弹性变厚，表面曲度加大，折光力增强，使近处物体在视网膜上成像。

4. **答**：鼓室为颞骨岩壁内的含气小腔。上壁以鼓室盖与颅中窝相隔，下壁为颈静脉壁，与颈内静脉起始部相邻。前壁为颈动脉壁，有咽鼓管鼓室口。后壁为乳突壁，上部有乳突窦的开口。外侧壁为鼓膜壁。内侧壁称迷路壁，后部有前庭窗与蜗窗。

5. **答**:咽鼓管是连通鼓室与鼻咽部之间的管道。其作用是使鼓室内气压与外界气压相平衡,以保持鼓膜的正常形态。小儿咽鼓管短而平直,因而咽部感染易经咽鼓管蔓延至鼓室,形成中耳炎。

6. **答**:虹膜内有两种不同方向排列的平滑肌。环绕瞳孔周围排列的称瞳孔括约肌,受副交感神经支配;由瞳孔向周围呈辐射状排列的称瞳孔开大肌,受交感受神经支配。当眼视近物或在强光下时,瞳孔缩小。反之,瞳孔开大。

7. **答**:泪腺分泌泪液→结膜上穹→结膜囊→泪点→泪囊→鼻泪管→下鼻道前部。

8. **答**:声波→耳郭→外耳道→鼓膜→听骨链→前庭窗→前庭阶外淋巴(→蜗管内淋巴→基底膜→螺旋器)→鼓阶外淋巴→蜗窗

9. **答**:膜迷路分为膜半规管、球囊、椭圆囊和蜗管四部分,含有特殊感受器。膜半规管内有壶腹嵴,是位觉感受器,能感受旋转变速运动的刺激。球囊和椭圆囊内有球囊斑和椭圆囊斑,亦是位觉感受器,能感受直线变速运动的刺激和头部的位置觉。蜗管内有螺旋器,为听觉感受器,能感受声波的振动并区别不同的音调。

10. **答**:运动眼球的肌肉有 6 条:上直肌(上内)、下直肌(下内)、内直肌(内侧)、外直肌(外侧)、上斜肌(下外)、下斜肌(上外)。

五、填图题

1. ①晶状体;②中央凹;③角膜;④睫状体;⑤玻璃体;⑥视神经盘

2. ①外耳门;②外耳道;③内耳;④咽鼓管;⑤鼓室;⑥鼓膜

第九章　神经系统

一、选择题

1. 脊髓的副交感神经低级中枢位于(　)
   A. 全部骶节中
   B. 骶 1～3 节中
   C. 胸部和腰部脊髓侧角
   D. 腰 2～4 节中
   E. 骶 2～4 节中

2. 成人脊髓圆锥下端平齐(　)
   A. 第 1 腰椎体下缘
   B. 第 2 腰椎体下缘
   C. 第 3 腰椎体下缘
   D. 第 1 骶椎体下缘
   E. 第 12 胸椎体下缘

3. 马尾主要由(　)
   A. 腰神经根围绕终丝而形成
   B. 骶神经根围绕终丝而形成
   C. 骶、尾神经根围绕终丝而形成
   D. 腰、骶、尾神经根围绕终丝而形成
   E. 腰、骶神经根围绕终丝而形

4. 脊神经节细胞属(　)
   A. 双极神经元
   B. 假单极
   C. 多极神经元
   D. 联络神经元
   E. 运动神经元

5. 从延髓脑桥沟出入脑的神经，自内向外分别为(　)
   A. 展神经、面神经
   B. 展神经、面神经、前庭蜗神经
   C. 展神经、面神经、前庭神经
   D. 面神经、前庭蜗神经
   E. 前庭蜗神经、面神经、展神经

6. 从脑干背面出脑的神经是(　)
   A. 视神经
   B. 展神经
   C. 动眼神经
   D. 三叉神经
   E. 滑车神经

7. 三叉神经根位于(　)
   A. 脑桥小脑三角处
   B. 延髓脑桥沟处
   C. 脚间窝处
   D. 脑桥基底部与小脑中脚交界处
   E. 以上都不是

8. 从锥体与橄榄之间的沟出脑的神经是(　)
   A. 舌咽神经
   B. 迷走神经
   C. 副神经
   D. 舌下神经
   E. 展神经

9. 动眼神经副核发纤维支配(　)
   A. 舌下腺、颌下腺
   B. 腮腺
   C. 泪腺
   D. 胸腹腔脏器
   E. 睫状肌、瞳孔括约肌

10. 关于基底核的正确描述是(　)
A. 又称新纹状体
B. 包括尾状核、豆状核和杏仁体
C. 是大脑髓质中的灰质块
D. 包括纹状体、屏状核
E. 参与组成边缘系统

11. 第 1 躯体运动区位于(　)
A. 中央前回和中央旁小叶前部
B. 额中回后部
C. 额下回后部
D. 中央后回和中央旁小叶后部
E. 中央前回和中央后回

12. 视觉区位于(　)
A. 额中回后部
B. 额下回后部
C. 扣带回后部
D. 海马回后部
E. 距状沟上、下的枕叶皮质

13. 视觉性语言中枢位于(　)
A. 优势半球的中央前回
B. 优势半球的额中回后部
C. 优势半球的顶叶角回
D. 优势半球的顶叶缘上回
E. 优势半球的布罗卡氏区

14. 延髓后面下部，后正中沟两旁的隆起是(　)
A. 小脑下脚　　B. 楔束结节
C. 橄榄　　D. 薄束结节
E. 锥体

15. 内囊位于(　)
A. 豆状核与丘脑之间
B. 豆状核与尾状核之间
C. 豆状核与尾状核，背侧丘脑之间
D. 豆状核与屏状核之间
E. 豆状核，尾状核与屏状核之间

16. 不通过内囊后肢的纤维束是(　)
A. 额桥束
B. 听辐射
C. 丘脑皮质束
D. 皮质脊髓束
E. 视辐射

17. 左侧内囊膝部损伤可出现(　)
A. 右侧肢体瘫痪
B. 左侧肢体瘫痪
C. 伸舌偏向右侧
D. 口角偏向右侧
E. 右侧额纹消失

18. 在行程中贴近肱骨的神经是:(　)
A. 正中神经、尺神经和桡神经
B. 腋神经、桡神经和尺神经
C. 腋神经、桡神经和正中神经
D. 桡神经、桡神经和皮神经
E. 正中神经、尺神经和皮神经

19. 穿四边孔的神经是(　)
A. 旋肩胛神经　　B. 桡神经
C. 腋神经　　D. 肌皮神经
E. 胸背神经

20. 肱骨外科颈骨折，最易损伤的神经是(　)
A. 桡神经　　B. 正中神经
C. 尺神经　　D. 腋神经
E. 肌皮神经

21. 胸长神经支配(　)
A. 背阔肌　　B. 前锯肌
C. 小圆肌　　D. 大圆肌
E. 冈上肌

22. 支配喙肱肌的神经是(　)

A. 正中神经 B. 尺神经
C. 桡神经 D. 腋神经
E. 肌皮神经

23. 关于桡神经叙述正确的是( )
A. 以内、外侧头发自臂丛内、外侧束
B. 与旋肱后动脉伴行穿四边孔
C. 与肱深动脉伴行
D. 在肱骨肌管内由外上斜向内下
E. 支配臂伸肌和旋前圆肌

24. 支配拇收肌的神经是( )
A. 正中神经返支
B. 桡神经浅支
C. 肌皮神经
D. 尺神经深支
E. 尺神经浅支

25. 指背皮肤的神经支配( )
A. 桡侧一个半指受桡神经支配
B. 尺侧三个半手指尺神经支配
C. 桡侧二个半指受桡神经支配
D. 尺侧二个半指受尺神经支配
E. 示指、中指中远节和环指桡侧半中、远节受正中神经支配

26. 支配手肌外侧群的神经是( )
A. 尺神经
B. 桡神经
C. 正中神经
D. 骨间后神经
E. 正中神经和尺神经

27. 通过腕管的神经是( )
A. 尺神经
B. 尺神经深支
C. 指掌侧总神经
D. 正中神经
E. 以上都不对

28. 手掌刀伤后拇指不能内收，可能损伤的神经是( )
A. 正中神经返支
B. 尺神经浅支
C. 尺神经深支
D. 桡神经深支
E. 桡神经浅支

29. 患者手掌内侧 1/3 皮肤感觉障碍，但拇指能对掌和内收，受损伤的神经是( )
A. 正中神经
B. 尺神经深支
C. 尺神经浅支
D. 桡神经
E. 尺神经手背支

30. 关于视觉传导通路叙述正确的是( )
A. 节细胞感受光的刺激
B. 一侧视束含来自两眼视网膜同侧半的纤维
C. 两侧视神经在视交叉处交叉到对侧
D. 一侧视神经损伤后出现双眼视野对侧半同向性偏盲
E. 一侧视束损伤出现同侧视野全盲

31. 支配骨间掌侧、背侧肌的神经是( )
A. 腋神经 B. 正中神经
C. 肌皮神经 D. 桡神经
E. 尺神经

32. 患者足下垂和足背皮肤感觉缺失，损伤可能涉及( )
A. 胫神经和腓浅神经
B. 腓总神经
C. 腰骶干
D. 骶 1～2 的前支
E. 腓深神经

33. 眼外斜视是因为损伤下述哪条神经( )

A. 眼神经　B. 动眼神经
C. 面神经　D. 展神经
E. 滑车神经

34. 通过海绵窦外壁的脑神经(　)
A. Ⅲ、Ⅳ、Ⅴ、Ⅵ对脑神经
B. Ⅲ、Ⅳ、Ⅴ对脑神经
C. Ⅲ、Ⅳ、Ⅵ对脑神经
D. Ⅲ、Ⅳ对及眼神经、上颌神经
E. Ⅲ、Ⅳ、Ⅵ对及眼神经

35. 左外展神经损伤出现(　)
A. 左瞳孔偏向内侧
B. 左瞳孔偏向外侧
C. 右瞳孔偏向内侧
D. 右瞳孔偏向外侧
E. 右瞳孔移向上方

36. 传导头面部痛、温觉冲动的神经是(　)
A. 第Ⅲ对脑神经
B. 第Ⅳ对脑神经
C. 第Ⅴ对脑神经
D. 第Ⅵ对脑神经
E. 第Ⅷ对脑神经

37. 支配上提下颌骨诸肌的神经是(　)
A. 上颌神经
B. 上颌神经和下颌神经
C. 下颌神经
D. 面神经
E. 面神经和三叉神经

38. 穿过卵圆孔的结构是(　)
A. 面神经的鼓索　B. 岩大神经
C. 上颌神经　D. 滑车神经
E. 下颌神经

39. 上颌神经通过的孔是(　)
A. 破裂孔　B. 棘圆孔
C. 卵圆孔　D. 圆孔
E. 茎乳孔

40. 支配颊肌运动的神经是(　)
A. 颊神经　B. 面神经
C. 下颌舌骨肌神经　D. 下颌神经
E. 舌咽神经

41. 管理舌的感觉的脑神经有(　)
A. 舌下神经
B. 三叉神经和视神经
C. 滑车神经和舌下神经
D. 三叉神经、舌咽神经和面神经
E. 三叉神经、展神经和迷走神经

42. 临床上进行腰椎穿刺抽取脑脊液，是将针尖刺入(　)
A. 硬膜外隙　B. 硬膜下隙
C. 蛛网膜下隙　D. 马尾
E. 软膜下腔

43. 滑车神经支配(　)
A. 上直肌　B. 提上睑肌
C. 上斜肌　D. 下斜肌
E. 内直肌

44. 不与脑干相连的脑神经(　)
A. 嗅神经　B. 三叉神经
C. 动眼神经　D. 滑车神经
E. 副神经

45. 患者角膜反射消失，可能损伤了(　)
A. 视神经或三叉神经
B. 视神经或动眼神经
C. 动眼神经或面神经
D. 面神经或三叉神经
E. 动眼神经或三叉神经

46. 管理眼球角膜的神经是(　)

A. 展神经　B. 视神经
C. 眼神经　D. 滑车经
E. 动眼神经

47. 穿过眶上的结构为(　)
A. 视神经　B. 眼动脉
C. 滑车神经　D. 上颌神经
E. 下颌神经

48. 一侧舌下神经损伤时表现为(　)
A. 不能伸舌
B. 伸舌时舌尖偏向患侧
C. 伸舌时舌尖偏向健侧
D. 伸舌时舌尖上卷
E. 伸舌时舌尖居中

49. 管理舌内肌和舌外肌运动的神经是(　)
A. 舌神经
B. 舌咽神经
C. 舌下神经
D. 舌下神经和舌咽神经
E. 舌神经和舌下神经

50. 舌下神经(　)
A. 支配颏舌肌
B. 支配二腹肌
C. 发自疑核
D. 从延髓前外侧沟出脑
E. 管理舌的运动和感觉

51. 舌的神经支配(　)
A. 舌肌由舌神经支配
B. 舌前 2/3 感觉由面神经管理
C. 舌前 2/3 的味觉由上颌神经管理
D. 舌后 1/3 黏膜感觉由迷走神经管理
E. 舌后 1/3 的味觉由舌咽神经管理

52. 脑脊液的产生部位是(　)
A. 上矢状窦　B. 蛛网膜粒
C. 脉络组织　D. 脉络丛
E. 蛛网膜下腔

53. 交感神经交通支的说法错误的是(　)
A. 分灰、白交通支
B. 白交通支含节前纤维
C. 灰交通支含节后纤维
D. 胸、腰神经均有白交通支
E. 每对脊神经均有灰交通支

54. 交感神经的低级中枢位于(　)
A. 胸 1～12 脊髓节
B. 胸 1 或颈 8～腰 2 或腰 3 脊髓节
C. 骶 2～4 脊髓节
D. 胸 1～腰 4 脊髓节
E. 胸 1～骶 3 脊髓节中枢神经系统

55. 副交感神经的低级中枢位于(　)
A. 间脑和骶 2～4 脊髓节
B. 脑干和胸 1～腰 2 脊髓节
C. 脑干和骶 2～4 脊髓节
D. 胸 1～腰 2 脊髓节
E. 脑干

56. 下列哪一动脉不参与形成脑底动脉环(　)
A. 大脑前动脉　B. 大脑中动脉
C. 大脑后动脉　D. 颈内动脉
E. 基后交通动脉

二、填空题

1. 中枢神经系统包括______和______。周围神经根据其与周围相连的部位分为______和______。根据其与中枢相连的部位分为______和______。
2. 周围神经中分布于体表、关节、骨骼肌的神经为______，支配内脏和腺体的神经为______。
3. 神经组织是由______和______

______构成的。

4. 神经元由____________和____________组成，依功能和传导方向，神经元分为________、________和________三类；依神经元突起的数目分为________、________和________三类；依神经元轴突的长短分为________和________。

5. 小脑核包括______、______、______和____________。

6. 下丘脑至神经垂体的纤维起自________核和________核，分别称________和________，输送加压素和催产素到神经垂体。

7. 大脑皮质运动中枢位于________；听觉中枢位于________；听觉性语言中枢位于________；运动性语言中枢位于________；视觉性语言中枢位于________；书写中枢位于________；视觉中枢位于________；感觉中枢位于________。

8. 基底核包括________、________、________和__________，新纹状体指______和________，旧纹状体指__________。

9. 内囊位于__________、__________与__________之间。

10. 脊神经共__________对。每对脊神经借__________和__________与__________相连。脊神经的__________是运动性的，__________是属感觉性的。______在椎间孔附近有椭圆形膨大，称__________。

11. 舌下神经起自__________，自延髓的__________出脑，经__________出颅，下行于__________之间，支配全部__________。

12. 交感神经的低位中枢位于__________，其神经节位于________和________。

13. 副交感神经的低位中枢位于__________和__________，其神经节位于__________和__________。

14. 脑脊液由__________产生，经__________流到第三脑室，再经________流入第四脑室，再经第四脑室________和第四脑室________流入__________。

三、名词解释

1. 灰质
2. 神经核
3. 白质
4. 纤维束
5. 神经节
6. 神经
7. 马尾
8. 锥体交叉
9. 面神经丘
10. 内侧丘系
11. 脊髓丘系
12. 外侧丘系
13. 边缘叶
14. 海马结构
15. 基底核
16. 内囊
17. 硬脑膜窦
18. 蛛网膜下隙
19. 蛛网膜颗粒
20. 大脑动脉环

四、简答题

1. 试述内囊的位置、分部及各部的主要传导束。
2. 何谓边缘叶和边缘系统，其主要功能如何？
3. 试述脊神经的组成及纤维成分如何？
4. 何谓反射？反射弧包括哪几个环节？
5. 简述膈神经的组成、走行及支配。
6. 说明尺神经损伤出现“爪形手”的形态学

基础。

7. 简述坐骨神经的起始、走行、分支分布及损伤后的表现。

8. 严重中耳炎患者为什么易损伤面神经，损伤后出现何表现？

9. 简述管理舌的神经及功能。

10. 简述（视器）眼的神经支配来源、性质、功能。

11. 试述管理瞳孔开大和缩小的肌肉、神经支配及来源。

12. 试述瞳孔对光反射途径。

13. 一侧视神经损伤和一侧动眼神经损伤，患眼的瞳孔对光反射表现如何？

14. 大脑中动脉中央支栓塞，可出现何临床表现？为什么？

15. 大脑脚底综合征（Weber 综合征）损伤了何结构？有何临床表现？

16. 延髓内侧综合征（舌下神经交叉性偏瘫）有何临床表现？

17. 脊髓半横断（Brown－Sequard 综合征）有何临床表现？

18. 左食指采血时，其痛觉是怎样传到中枢的？

19. 试述大脑动脉环的组成及功能。

20. 简述脑脊髓液的产生和循环途径。

21. 某高血压病患者突然昏倒，意识恢复后，说话不清楚，经检查发现：其右上、下肢不能运动，肌肉僵硬，膝跳反射和肱二头肌反射亢进，巴宾斯基征阳性，两侧额纹对等，均能闭目，右侧鼻唇沟变浅，口角歪向左侧，伸舌时舌尖偏向右侧。右半身痛觉丧失，闭目时不能说出右上、下肢被动运动的状态和姿势。双眼右半视野偏盲。问：(1)病变位于何处？(2)为什么出现上述症状？

五、填图题

1.

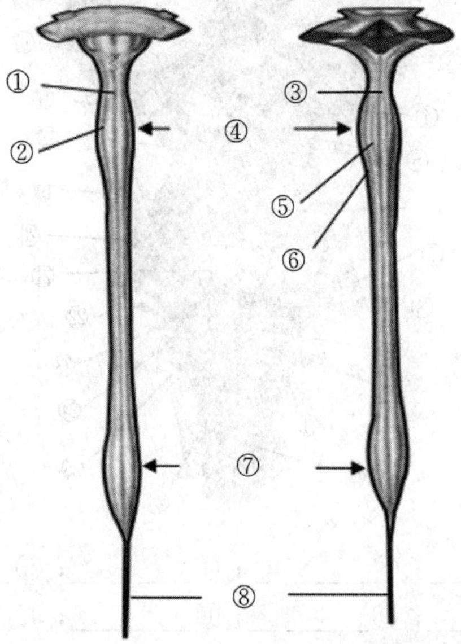

①________；②________；③________；④________；

⑤________；⑥________；⑦________；⑧________

2.

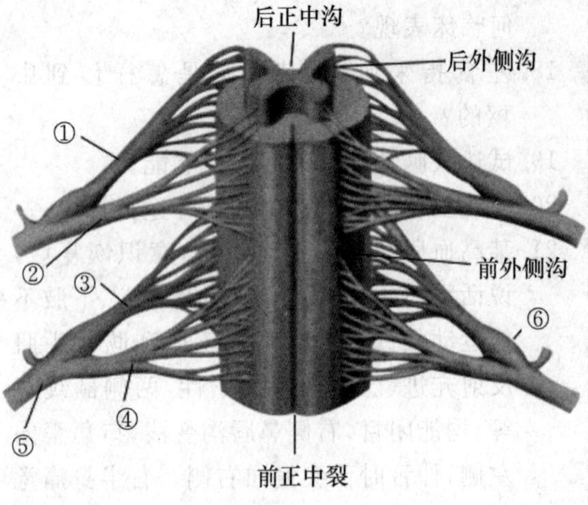

①________；②________；③________；
④________；⑤________；⑥________；
⑦________；⑧________

3.

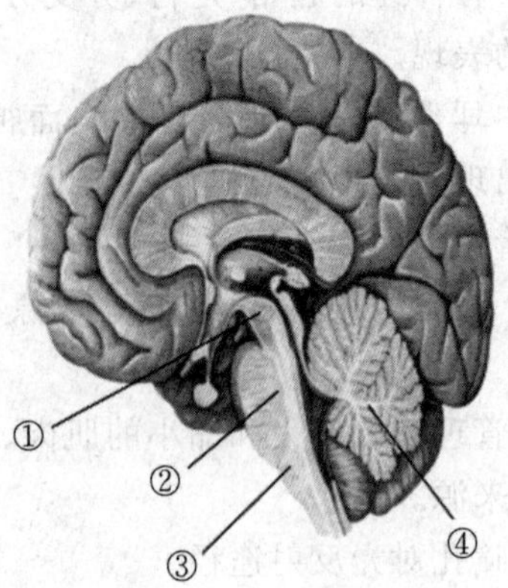

①________；②________；
③________；④________

4.

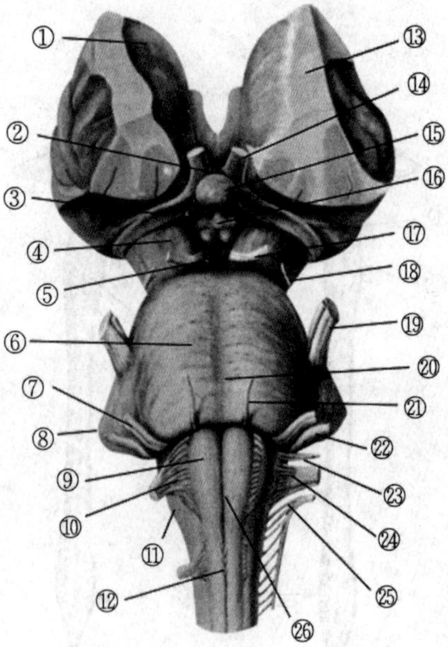

①________；②________；③________；④________；⑤________；⑥________；
⑦________；⑧________；⑨________；⑩________；⑪________；⑫________；
⑬________；⑭________；⑮________；⑯________；⑰________；⑱________；
⑲________；⑳________；㉑________；㉒________；㉓________；㉔________；
㉕________；㉖________

5.

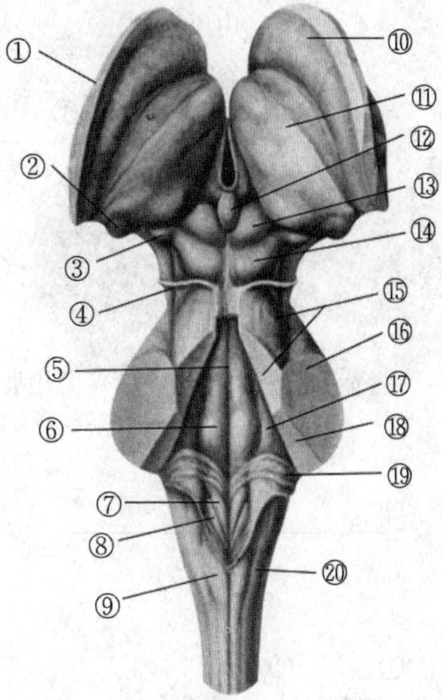

①________；②________；③________；④________；⑤________；⑥________；
⑦________；⑧________；⑨________；⑩________；⑪________；⑫________；
⑬________；⑭________；⑮________；⑯________；⑰________；⑱________；
⑲________；⑳________

6.

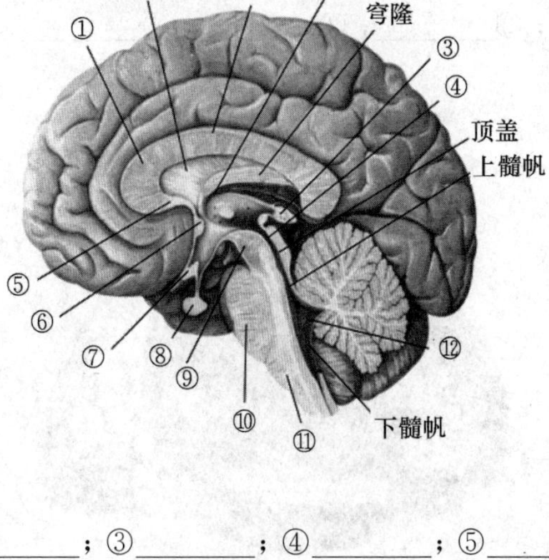

①________；②________；③________；④________；⑤________；⑥________；
⑦________；⑧________；⑨________；⑩________；⑪________；⑫________

7.

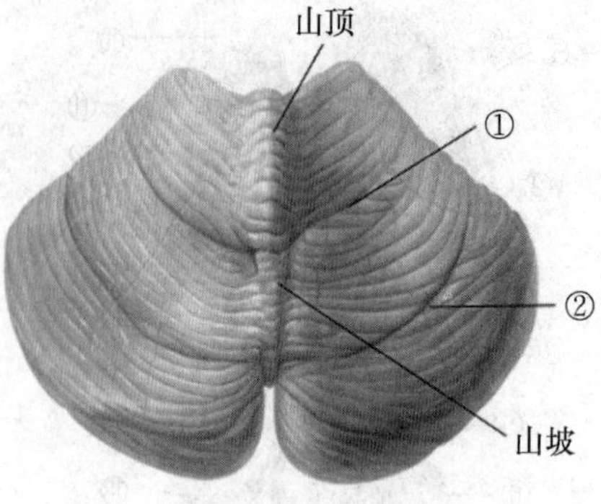

①________；②________

8.

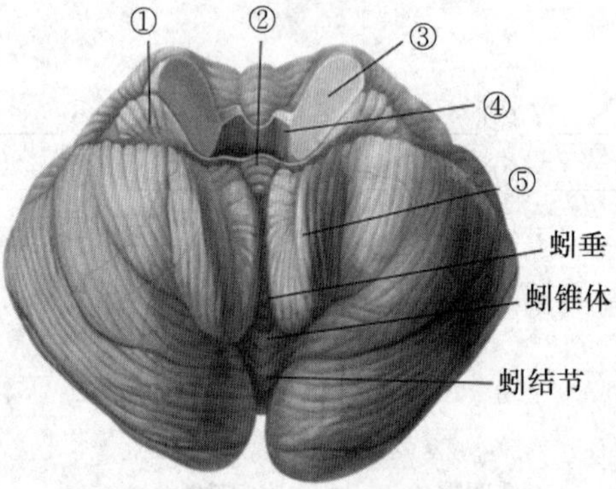

①________；②________；③________；④________；⑤________

9.

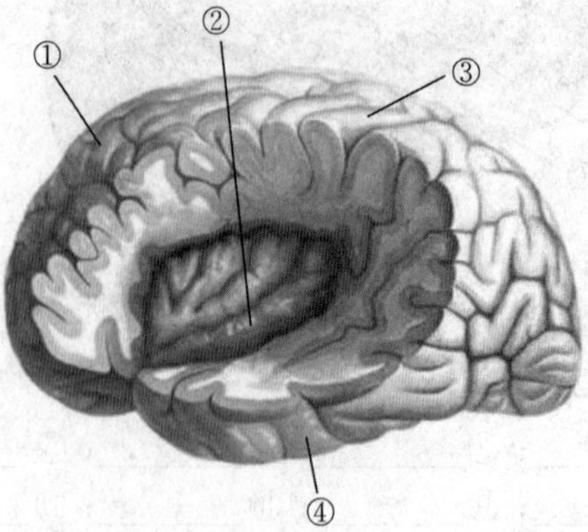

①________；②________；③________；④________

10.

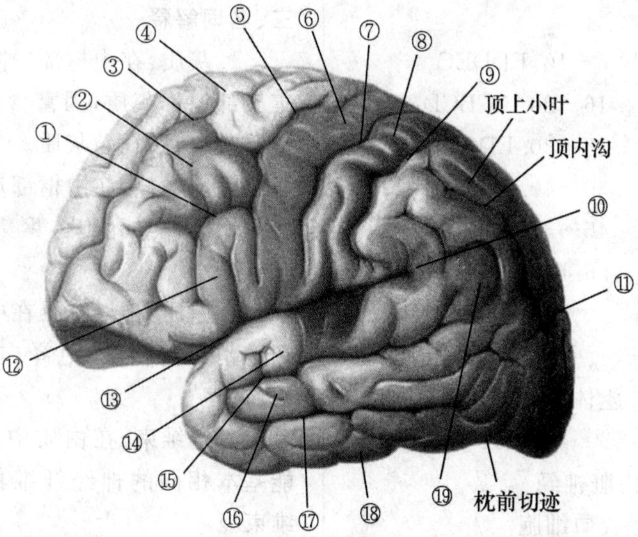

①________；②________；③________；④________；⑤________；⑥________；
⑦________；⑧________；⑨________；⑩________；⑪________；⑫________；
⑬________；⑭________；⑮________；⑯________；⑰________；⑱________；
⑲________

参考答案

一、选择题

1—5. EADAB　　6—10. EDDEC
11—15. AECDC　　16—20. ACBCD
21—25. BECDD　　26—30. EDCCB
31—35. EBBDA　　36—40. CCEDB
41—45. DBCAD　　46—50. CCBCA
51—55. EDDBC　　56. B

二、填空题

1. 中枢　周围　躯体神经　内脏神经　脑神经　脊髓神经

2. 体躯神经　内脏神经

3. 神经元　神经胶质细胞

4. 胞体　突起　感觉神经元　运动神经元　连络神经元　假单极神经元　双极神经元　多极神经元

5. 球状核　栓状核　顶核　齿状核

6. 室旁核　视上核　室旁垂体束　视上垂体 束

7. 中央前回 和旁中央小叶前部　颞横回　颞上回后部　额下回后部　角回　额中回后部　距状沟周围　中央后回和旁中央小叶后部

8. 尾状核　豆状核　屏状核　杏仁体　尾状核　壳　苍白球

9. 尾状核　背侧丘脑　豆状核

10. 前根　后根　脊髓　前根　后根　后根　脊神经节

11. 舌下神经核　前外侧沟　舌下神经管　颈内动　静脉　舌肌

12. 第1胸椎至第3腰椎侧角　锥旁节　锥前节

13. 脑干副交感核　第2～4骶骨侧角　器官(壁)旁节　器官(壁)内节

14. 侧脑室脉络丛　室间孔　中脑水管　正中孔　外侧孔　蛛网膜下隙

三、名词解释

1. 灰质：在中枢部，神经元胞体及树突的集聚部位称灰质，因富含血管在新鲜标本中色泽灰暗，如脊髓灰质。

2. 神经核：在中枢部皮质以外，形态和功能相似的神经元胞体聚集成团或柱，称为神经核。

3. 白质：神经纤维在中枢部集聚的部位，因髓鞘含类脂质、色泽白亮而得名，如脊髓白质。

4. 纤维束：在白质中，凡起止、行程和功能基本相同的神经纤维集合在一起称为纤维束。

5. 神经节：在周围部，神经元胞体集聚处称神经节。其中由假单极或双极神经元等感觉神经元胞体集聚而成的为感觉神经节，由传出神经元胞体集聚而成的、与支配内脏活动有关的称内脏运动神经节。

6. 神经：神经纤维在周围部集聚在一起称为神经。包绕在每条神经外面的结缔组织称神经外膜，结缔组织伸入束内将神经分为若干小束，并包围之，称神经束膜，包在每根神经纤维外面的结缔组织称神经内膜。

7. 马尾：由于脊髓比脊柱短，腰、骶、尾部的脊神经根要在锥管内下行一段距离，才能到达各自相应的椎间孔，这些在脊髓末端下行的脊神经根称马尾。

8. 锥体交叉：在锥体下端处，皮质脊髓束的大部分纤维越过中线，左、右交叉，在表面形成斜行的交叉纤维束，阻塞了前正中裂，称为锥体交叉。

9. 面神经丘：在靠近髓纹上缘的内侧隆起脑桥部有一圆形隆突，称面神经丘，其内含面神经膝和展神经核。

10. 内侧丘系：由薄束核和楔束核发出的传导深部感觉和精细触觉的二级传入纤维，

呈弓形走向中央管的腹侧，称为内弓状纤维。而后在锥体交叉的上方，在中线上左、右交叉，称为内侧丘系交叉，交叉后的纤维在中线两侧折向上行，形成内侧丘系，终止于丘脑腹后外侧核。

11. 脊髓丘系：脊髓丘脑束传导对侧躯干及上、下肢的痛、温、触觉，此束进入脑干后，与一些从脊髓投向上丘的纤维（功能与脊髓丘脑束相同）合在一起，称为脊髓丘系，终止于丘脑腹后外侧核。

12. 外侧丘系：起于对侧耳蜗神经核和双侧上橄榄核的纤维上行组成外侧丘系，行于脑桥和中脑被盖的外侧边缘部分。部分纤维终止于下丘，部分纤维经下丘臂终止于间脑的内侧膝状体。

13. 边缘叶：位于胼胝体周围和侧脑室下角底壁的一圈弧形结构，包括隔区（胼胝体下回和终板旁回）、扣带回、海马旁回、海马和齿状回，加上岛叶前部、颞极共同构成。

14. 海马结构：包括海马和齿状回。

15. 基底核：为位于大脑白质内的灰质团块，因靠近脑底，故称基底核。由尾状核、豆状核、屏状核和杏仁体构成。

16. 内囊：由宽厚的白质纤维板构成，位于尾状核、背侧丘脑与豆状核之间。在水平切面上呈向外开放的"V"形，可分为内囊前肢、内囊后肢、内囊膝三部分。联系大脑皮质和皮质下结构的上、下形纤维绝大部分通过内囊。内囊损伤可导致对侧偏身感觉丧失，对侧偏瘫和双眼对侧视野偏盲。

17. 硬脑膜窦：由分开的两层硬脑膜衬以内皮细胞构成，窦壁无平滑肌，不能收缩，损伤时易形成颅内血肿，是颅内静脉回流的主要途径，如上矢状窦和下矢状窦等。

18. 蛛网膜下隙：脊髓的蛛网膜与软脊膜之间，以及脑的蛛网膜与软脑膜之间的间隙称蛛网膜下隙，内含脑脊液和血管。

19. 蛛网膜颗粒：脑蛛网膜在硬脑膜构成的上矢状窦附近形成许多"菜花状"突起。突入硬脑膜窦内，称蛛网膜颗粒。脑脊液通过这些颗粒渗入硬脑膜窦内，回流入静脉。

20. 大脑动脉环：由前交通动脉、两侧大脑前动脉起始段，两侧颈内动脉末端，两侧后交通动脉和两侧大脑后动脉起始段共同组成，位于脑底下方，蝶鞍上方、视交叉、灰结节及乳头体周围。此环可以调整大脑的血流供给和代偿，维持脑的营养供应和机能活动。

四、简答题

1. **答**：内囊由宽厚的白质纤维板构成，位于尾状核、背侧丘脑与豆状核之间。在水平切面上，内囊呈向外开放的"V"形，可分为三部分。①内囊前肢：位于豆状核与尾状核之间，内含额桥束和丘脑前辐射；②内囊后肢：位于豆状核与背侧丘脑之间，有皮质脊髓束、皮质红核束、丘脑中央辐射、顶枕颞桥束、视辐射和听辐射等通过；③内囊膝：位于前、后肢汇合处，有皮质核束通过。

2. **答**：边缘叶由隔区、扣带回、海马旁回、海马、齿状回、岛叶前部和颞极构成。边缘系统由边缘叶及其皮质下结构（如杏仁体、隔核、下丘脑、上丘脑、背侧丘脑前核及中脑被盖等）组成。其主要功能是：司内脏调节、情绪反应、性活动等；海马与学习记忆等高级神经活动有关。

3. **答**：脊神经共 31 对，每对脊神经借前根和后根与脊髓相连，前根属运动性，后根属感觉性，二者在椎间孔处合成一条脊神经干，感觉和运动纤维在干中混合，因此脊神经是混合性神经。根据脊神经的分布和功能，可将其组成纤维分为感觉神经纤维和运动神经纤维两大类。

感觉神经纤维分为分布于皮肤、骨骼肌、腱和关节，将浅、深感觉传入中枢的躯体感觉纤维和分布于内脏、心血管和腺体，传导内脏感觉的内脏感觉纤维。

运动神经纤维分为分布于骨骼肌，支配其运动的躯体运动纤维和分布于内脏、心血管和腺体，支配平滑肌和心肌的运动，控制腺体的分泌的内脏运动纤维。

4. **答**：反射是神经系统的基本活动方式，完成反射活动的形态学基础称反射弧。反射弧的组成包括感受器、传入神经、中枢、传出神经、效应器。简单的反射弧只包括两个神经元，而复杂的反射弧则需要传入神经和传出神经之间的中间神经元的参与。

5. **答**：膈神经由 $C_{3\sim5}$ 前支组成，在颈部走在前斜角肌的外侧、前面和内侧，在锁骨下动、静脉之间经胸廓上口入胸腔，经肺根前方下行达膈并穿入膈肌，支配膈肌，感觉纤维分布于胸腔、心包及膈下面的部分腹膜，右膈神经尚支配肝、胆囊和肝外胆道的浆膜。

6. **答**：尺神经支配第 3、4 蚓状肌，蚓状肌的作用是屈掌指关节，伸指间关节。当尺神经损伤后，第 4、5 指的掌指关节过伸，指间关节过屈，形成“爪形手”。

7. **答**：坐骨神经起自骶丛，经梨状肌下孔出盆腔，在坐骨结节与大转子之间下行，在腘窝上方分为胫神经和腓总神经，在股后区支配股二头肌、半腱肌和半膜肌。

胫神经分布于小腿后群肌和足底肌，小腿后面和足底皮肤。损伤后，小腿后群肌无力，足不能跖屈，内翻力弱，足呈背屈外翻位，出现“钩状足”畸形。

腓总神经分为腓浅神经和腓深神经，分布于小腿前群和外侧群、足背肌和小腿外侧、足背、趾背的皮肤。损伤后足不能背屈，趾不能伸，足下垂且内翻，呈“马蹄内翻足”畸形。

8. **答**：面神经出脑后进入内耳门，穿过内耳道底进入面神经管，此面神经管位于鼓室内侧壁后方，形成面神经管凸，此管壁骨质甚薄，甚至缺如，中耳炎时伤及其内通行的面神经，损伤后伤侧表情肌瘫痪，如笑时口角偏向健侧，不能鼓腮，口角流涎，额纹消失，鼻唇沟变浅或变平坦，闭眼困难，角膜反射消失，听觉过敏，舌前 2/3 味觉障碍，泪腺和唾液腺分泌障碍等症状。

9. **答**：支配舌肌运动的神经为舌下神经；司舌前 2/3 的一般感觉神经为三叉神经的分支——舌神经。而舌前 2/3 的味觉由面神经的分支——鼓索传导。管理舌后 1/3 的一般感觉和味觉的神经为舌咽神经。

10. **答**：视器的神经支配较多。视神经由视网膜的节细胞的轴突组成，将视觉冲动传入大脑皮质，属特殊躯体感觉性神经。视器的躯体感觉性神经来自三叉神经，感受视器的痛、温、触压觉。

动眼神经、滑车神经和展神经，均属躯体运动神经支配眼外肌。由动眼神经副核发出的副交感纤维加入动眼神经，在睫状神经节换元后支配睫状肌和瞳孔括约肌。司瞳孔缩小功能。来自颈上节的交感神经纤维攀附颈内动脉至视器，支配瞳孔开大肌，司瞳孔开大功能。

11. **答**：管理瞳孔缩小的肌是瞳孔括约肌，由动眼神经中的副交感纤维支配，此纤维起自中脑缩瞳核。管理瞳孔开大的肌是瞳孔开大肌，由交感神经支配，此纤维发自颈上节的交感节后纤维，经颈内动脉丛及睫状神经节到达眼球。

12. **答**：瞳孔对光反射的通路如下：视网膜→视神经→视交叉→两侧视束→上丘臂→顶盖前区→两侧动眼神经副核→动眼神经→睫状神经节→节后纤维→瞳孔括约肌收缩→两侧瞳孔缩小。

13. **答**：一侧视神经损伤：患侧直接对光反射(－)，间接对光反射(＋)。一侧动眼神经损伤：患侧直接对光反射(－)，间接对光反射(－)。

14. **答**：大脑中动脉中央支营养尾状核、豆状核、内囊膝和后肢，栓塞时可出现“三偏”症状。①对侧半身瘫(上、下肢上神经元瘫，面神经核上瘫，舌下神经核上瘫)，因为损伤了内囊膝和后肢的锥体束。②对侧半身浅、深感觉障碍，因为损伤了内囊后肢的丘脑中央辐射。③双眼对侧视野同向性偏盲。因为损伤了内囊后肢的视辐射。

15. **答:**主要损伤同侧动眼神经根及锥体束,可致同侧除外直肌和上斜肌外的所有眼肌麻痹,表现为眼球外斜视,上睑下垂,瞳孔散大,瞳孔对光反射消失;对侧上、下肢痉挛性瘫,面神经核上瘫,舌下神经核上瘫。

16. **答:**①可损伤锥体束,出现对侧上、下肢运动神经元瘫痪。②可损伤内侧丘系,出现对侧上、下肢及躯干意识性本体觉和精细触觉障碍。③可损伤同侧舌下神经根,出现同侧半舌肌瘫痪。

17. **答:**①同侧肢体痉挛性瘫痪。②同侧损伤平面以下位置觉、振动觉、运动觉及精细触觉丧失。③对侧损伤平面以下痛、温觉丧失。

18. **答:**此痛觉传导的第一级神经元胞体在 $C_6 \sim T_1$ 的脊神经节,其周围突通过脊神经后根、脊神经前支、臂丛、左正中神经分布至左食指掌侧皮肤,其中枢突经脊神经后根入脊髓止于第二级神经元(板层Ⅰ、Ⅳ～Ⅶ)。第二级神经元发出纤维在白质前连合交叉至右侧侧索,加入脊髓丘脑侧束上升至第三级神经元(丘脑腹后外侧核),由此发出纤维称丘脑中央辐射,经内囊后肢投射至中央后回中、上部。

19. **答:**在脑底下方,蝶鞍上方,视交叉、灰结节及乳头体周围由颈内动脉发出的左、右大脑前动脉及它们之间的前交通动脉、两侧颈内动脉末端、由两侧椎动脉合成的基底动脉发出的两侧大脑后动脉及大脑后动脉与颈内动脉之间的两侧后交通动脉所共同组成的动脉环称大脑动脉环,又称 Willis 环。此环使两侧颈内动脉和基底动脉互相交通。当构成此环的某一动脉血流减少或阻断时,可在一定程度上通过大脑动脉环使血液重新分配和代偿,以维持脑的营养供应和机能活动。

20. **答:**脑脊液由侧脑室脉络丛产生,经室间孔流至第三脑室,与第三脑室脉络丛产生的脑脊液一道,经中脑水管流入第四脑室,再汇合第四脑室脉络丛产生的脑脊液经第四脑室正中孔和外侧孔注入蛛网膜下隙,使脑、脊髓和脑神经、脊神经根均被脑脊液浸泡。然后,脑脊液再沿蛛网膜下隙流向大脑背面,经蛛网膜颗粒渗透到硬脑膜窦(主要是上矢状窦,回流入血液中)。如脑脊液循环途中发生阻塞,可导致脑积水和颅内压升高,进而使脑组织受压移位,甚至形成脑疝。

21. **答:**(1)病变位于左侧内囊。(2)因为损伤了左侧锥体束,引起右上、下肢痉挛性瘫痪,右侧面神经核上瘫,右侧舌下神经核上瘫;损伤了左侧丘脑中央辐射,其传导的是右半身的深、浅感觉,引起右侧痛温觉丧失,右侧本体感觉丧失;损伤了左侧视辐射,引起双眼右侧半视野同向性偏盲。

上述各传导束均走在内囊,所以内囊损伤出现"三偏"症状。

五、填图题

1. ①前正中裂;②后正中沟;③前外侧沟;④颈膨大;⑤后中间沟;⑥后外侧沟;⑦腰骶膨大;⑧终丝

2. ①传入神经;②传出神经;③后根;④前根;⑤脊神经;⑥脊神经节

3. ①中脑;②脑桥;③延髓;④小脑

4. ①尾状核头;②视交叉;③视束;④大脑脚;⑤脚间窝;⑥脑桥;⑦面神经;⑧小脑中脚;⑨锥体;⑩舌下神经;⑪橄榄;⑫锥体交叉;⑬内囊;⑭视神经;⑮垂体;⑯灰结节;⑰动眼神经;⑱滑车神经;⑲三叉神经;⑳基底沟;㉑展神经;㉒前庭蜗神经;㉓舌咽神经;㉔迷走神经;㉕副神经;㉖前正中裂

5. ①内囊;②外侧膝状体;③内侧膝状体;④滑车神经;⑤正中沟;⑥面神经丘;⑦舌下神经三角;⑧迷走神经三角;⑨薄束结节;⑩尾状核;⑪背侧丘脑;⑫松果体;⑬上丘;⑭下丘;⑮小脑上脚;⑯小脑中脚;⑰前庭区;⑱小脑下脚;⑲髓纹;⑳楔束结节

6. ①胼胝体膝;②胼胝体干;③松果体;

④中脑水管；⑤胼胝体嘴；⑥前连合；⑦视交叉；⑧垂体；⑨大脑脚；⑩脑桥；⑪延髓；⑫第四脑室

7. ①原裂；②水平裂

8. ①绒球；②小结；③小脑中脚；④小脑上脚；⑤小脑扁桃体

9. ①额叶；②岛叶；③顶叶；④颞叶

10. ①额下沟；②额中回；③额上沟；④额上回；⑤中央前沟；⑥中央前回；⑦中央沟；⑧中央后回；⑨中央后沟；⑩缘上回；⑪顶枕沟；⑫额下回；⑬外侧沟；⑭颞上回；⑮颞上沟；⑯颞中回；⑰颞下沟；⑱颞下回；⑲角回

第十章　内分泌系统

一、选择题

1. 内分泌系统(　)
   A. 由内分泌器官和内分泌组织组成
   B. 是神经系统以外的一个重要的调节系统
   C. 对机体的新陈代谢、生长发育、生殖功能等都有重要的调节作用
   D. 内分泌腺称无管腺,其分泌物称激素
   E. 以上都正确

2. 下列关于甲状腺叙述错误的是(　)
   A. 甲状腺可随喉上、下移动
   B. 甲状腺过剩时引起性功能减退,毛发脱落
   C. 甲状腺外有纤维囊包裹
   D. 峡部可向上伸出一个锥状叶至舌骨
   E. 以上都正确

3. 下列关于甲状旁腺叙述错误的是(　)
   A. 分泌的激素可调节体内钙的代谢
   B. 通常有上、下两对
   C. 数目及位置有个差异
   D. 贴附在甲状腺侧叶的前面
   E. 以上都正确

4. 下列关于肾上腺叙述错误的是(　)
   A. 左侧者近似三角形,右侧者近似半月形
   B. 每侧有上、中、下三条动脉供血
   C. 每侧肾上腺,都能分泌 12 种不同的激素
   D. 与肾共同包在肾筋膜内
   E. 以上都正确

5. 下列关于垂体叙述错误的是(　)
   A. 位于颞窝内
   B. 可分为腺垂体和神经垂体
   C. 可产生多种激素
   D. 与下丘脑之间有联系
   E. 以上都正确

6. 下列关于胸腺叙述错误的是(　)
   A. 与 T 细胞增殖,分化有关
   B. 分泌促胸腺生成素
   C. 位于胸骨剑突后方
   D. 参与机体细胞免疫反应
   E. 以上都正确

二、填空题

1. 内分泌系统由________和________组成。
2. 内分泌器官主要有________、________、________和________等。
3. 甲状腺略呈______形,分________及________。甲状腺峡的上缘常有______向上伸出。

三、名词解释

1. 内分泌腺
2. 内分泌组织

四、简答题

1. 垂体位于何处?包括哪几部分?

2. 简述甲状腺的位置。

3. 简述肾上腺的位置及形态结构。

4. 试述垂体的位置、分部及功能。

五、填图题

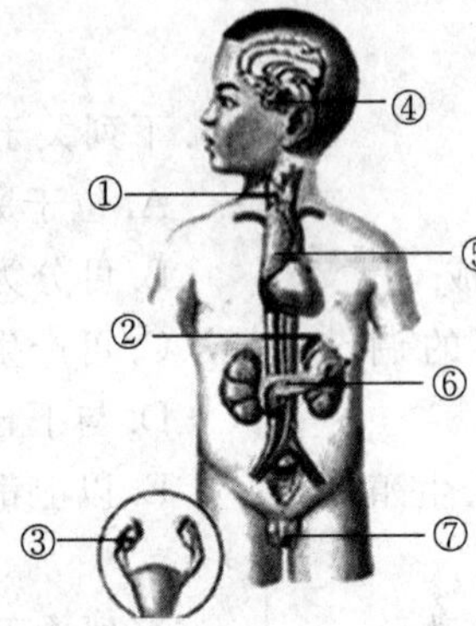

①________；②________；③________；④________；

⑤________；⑥________；⑦________

参考答案

一、单选题

1—5. EBDAA 6. C

二、填空题

1. 内分泌器官 内分泌组织
2. 垂体 甲状腺 甲状旁腺 肾上腺
3. H 左叶、右叶 甲状腺峡 锥状叶

三、名词解释

1. 内分泌腺：是指结构上独立存在，肉眼可见的内分泌器官，如甲状腺、甲状旁腺、肾上腺、垂体、松果体和胸腺。

2. 内分泌组织：是指一些分散存在于其他组织、器官之内具有内分泌功能的细胞团或细胞，如胰腺内的胰岛、睾丸内的间质细胞、卵巢内的卵泡和黄体等。

四、简答题

1. **答**：垂体位于蝶骨体上面的垂体窝内，包括腺垂体和神经垂体两部分。

2. **答**：甲状腺的左、右叶分别贴于喉和气管的两侧，甲状腺峡横于第2～4气管软骨的前方。

3. **答**：肾上腺左、右各一，分别位于左、右肾的上方。右侧肾上腺为三角形，左侧肾上腺为半月形。

4. **答**：垂体位于颅中窝蝶骨体上面的垂体窝内，上端借漏斗与下丘脑相连，前上方与视交叉相邻。垂体可分为前方的腺垂体和后方的神经垂体两部分。腺垂体由许多腺细胞组成，包括远侧部、中间部和结节部，可分泌多种激素，能促进机体的生长发育，并影响其他内分泌腺（如甲状腺、肾上腺和性腺等）的功能活动；神经垂体由下丘脑延伸发育而来，与中间部相贴，由神经部、漏斗部和正中隆起组成，神经垂体无分泌功能，可贮存和释放由下丘脑的神经内分泌细胞产生的抗利尿激素和催产素，其功能是使血压升高、尿量减少和子宫平滑肌收缩。

五、填图题

1. ①甲状腺；②肾上腺；③卵巢；④垂体；⑤胸腺；⑥胰腺；⑦睾丸

第十一章　基本组织

一、单选题

1. 在苏木精-伊红染色的切片上，正确的结果是(　)
A. 酸性物质被染成蓝色，称嗜酸性
B. 酸性物质被染成红色，称嗜酸性
C. 酸性物质被染成蓝色，称嗜碱性
D. 碱性物质被染成蓝色，称嗜碱性
E. 酸性物质被染成红色，称嗜碱性

2. 过碘酸-希夫(PAS)反应显示(　)
A. 蛋白质　B. 多糖
C. 脂肪　D. 核糖核酸
E. 脱氧核糖核酸

3. 组织学中最常用的制片技术(　)
A. 石蜡切片　B. 火棉胶切片
C. 冰冻切片　D. 涂片
E. 铺片

4. 不属于人体基本组织的是(　)
A. 上皮组织　B. 结缔组织
C. 脂肪组织　D. 神经组织
E. 肌组织

5. 质膜内褶处的细胞质内常含有(　)
A. 粗面内质网　B. 滑面内质网
C. 溶酶体　D. 高尔基复合体
E. 线粒体

6. 关于单层扁平上皮的叙述，哪项错误(　)
A. 表面光滑
B. 表面观呈不规则形或多边形
C. 垂直面观胞质厚度相同
D. 细胞间质很少
E. 细胞数量多

7. 纤毛的重要结构特点是内含(　)
A. 9 组双联微管
B. 9 组三联微管
C. 9 组三联微管和 2 条中央微管
D. 9 组二联微管和 2 条中央微管
E. 以上都不是

8. 关于假复层纤毛柱状上皮，下述哪项错误(　)
A. 由柱状细胞、杯状细胞、锥形细胞、梭形细胞组成
B. 柱状细胞、杯状细胞的顶端到达游离面
C. 柱状细胞的游离面有纤毛
D. 核整齐地排列在上皮中部
E. 杯状细胞顶端有粘原颗粒

9. 下列哪项不属于内皮(　)
A. 心脏腔面的上皮
B. 大动、静脉腔面的上皮
C. 毛细淋巴管腔面的上皮
D. 心包膜的上皮
E. 肝血窦腔面的上皮

10. 不属于细胞侧面分化的特殊结构是(　)
A. 紧密连接　B. 中间连接
C. 半桥粒　D. 桥粒
E. 缝隙连接

11. 桥粒的形态结构和功能是(　)

A. 传递化学信息
B. 细胞间交换小分子物质
C. 为长短不等的带状
D. 呈圆盘状，是一种牢固的细胞连接
E. 增强水和电解质的转运

12. 关于被覆上皮的特点，哪项错误（　）
A. 血管少
B. 上皮细胞排列紧密细胞间质少
C. 分布于体表和空腔器官的内表面
D. 上皮有明显的极性
E. 上皮与结缔组织之间有基膜

13. 关于单层扁平上皮的分布，哪项错误（　）
A. 血管内表面　B. 心脏内表面
C. 淋巴管内表面　D. 胆小管内表面
E. 心外膜表面

14. 关于纤毛的叙述，哪项错误（　）
A. 光镜下无法辨认
B. 内含两条中央微管
C. 内含 9 组双联微管
D. 根部有致密颗粒
E. 具有定向摆动能力

15. 苏木素-伊红染色法可以显示（　）
A. 多肽　B. 脂类
C. 糖类　D. 核酸
E. 以上都不是

16. 被覆上皮的分类依据是（　）
A. 细胞的形态
B. 细胞的层数
C. 细胞层数和表层细胞形态
D. 分布和功能
E. 以上都不是

17. 原位杂交技术可以显示的细胞的（　）
A. 多肽　B. 脂类
C. 糖类　D. 核酸
E. 以上都不是

18. 白细胞分类的主要依据是（　）
A. 胞质内有无颗粒
B. 胞质内有无特殊颗粒
C. 细胞核的形态
D. 胞质的嗜色性
E. 胞质的嗜色性与核的形态

19. 网织红细胞中的血红蛋白由下列哪种结构合成（　）
A. 粗面内质网　B. 滑面内质网
C. 多聚核糖体　D. 高尔基复合体
E. 线粒体

20. 下列哪项属于中性粒细胞（　）
A. 核圆形或椭圆形色淡，一般为颗粒所掩盖
B. 胞质内的颗粒易溶于水
C. 颗粒具有异染性
D. 核染色淡，核仁明显
E. 核一般分为 2～5 叶，胞质内有嗜天青颗粒和特殊颗粒

21. 关于中性粒细胞描述错误的是（　）
A. 占白细胞总数的比例最高
B. 细胞核呈杆状或分叶状
C. 胞质内有嗜天青颗粒和特殊颗粒
D. 胞质的特殊颗粒含组胺、肝素和白三烯
E. 在急性细菌性疾病时明显增多

22. 患有过敏反应或寄生虫时，下列哪种细胞增多（　）
A. 单核细胞　B. 中性粒细胞
C. 嗜酸性粒细胞　D. 嗜碱性粒细胞
E. 淋巴细胞

23. 血液中的细胞间质是( )
A. 纤维蛋白原子
B. 纤维蛋白
C. 血清
D. 血浆
E. 血浆蛋白

24. 成人白细胞的正常值( )
A. 400～1,000/cm^3
B. 400～1,000/mm^3
C. 40,000～100,000/mm^3
D. 4,000～10,000/mm^3
E. 4,000～10,000/cm^3

25. 关于衰老红细胞的叙述，哪项错误( )
A. 酶活性降低
B. 血红蛋白变性
C. 红细胞膜脆性增大
D. 红细胞直径改变
E. 表面电荷改变

26. 不具有嗜银性的是哪种结构( )
A. 基膜
B. 网状纤维
C. 胃肠道内分泌细胞
D. 成纤维细胞
E. 神经元纤维

27. 下列哪项属于浆细胞( )
A. 由胸腺分化而来
B. 进行细胞免疫
C. 外周血流中数量最多
D. 能合成抗体进行体液免疫
E. 有吞噬功能

28. 不属于巨噬细胞的是( )
A. 吞噬功能
B. 免疫应答
C. 具有活跃的增殖能力
D. 来源于单核细胞
E. 有分泌功能

29. 网状纤维的嗜银性是由于( )
A. 由Ⅲ型胶原蛋白组成
B. 纤维细
C. 表面含有酸性磷酸酶
D. 表面含有碱性磷酸酶
E. 以上都不是

30. 关于成纤维细胞的特点，哪项正确( )
A. 胞体大，呈扁平或梭形，胞质嗜酸性
B. 核圆形，着色浅，核仁不明显
C. 有大量管泡状嵴的线粒体
D. 有丰富的粗面内质网和发达的高尔基复合体
E. 体内唯一产生纤维的细胞

31. 巨噬细胞的前身是( )
A. 淋巴细胞
B. 嗜酸性粒细胞
C. 单核细胞
D. 嗜碱性粒细胞
E. 中性粒细胞

32. 分子筛的主链结构是( )
A. 透明质酸
B. 纤维粘连蛋白
C. 软骨粘连蛋白
D. 硫酸软骨素
E. 硫酸角质素

33. 电镜下能看到周期性横纹的是( )
A. 神经元纤维
B. 神经纤维
C. 弹性纤维
D. 胶原纤维
E. 平滑肌纤维

34. 关于细胞间质下列哪项错误(　)
A. 是细胞产生的非细胞物质
B. 具有支持、联系、保护、营养作用
C. 构成细胞生存的微环境
D. 淋巴液、组织液、血浆不属于细胞间质
E. 不同组织中的细胞间质成分不同

35. 苏木精-伊红染色的透明软骨，光镜下不见纤维是由于(　)
A. 纤维太少
B. 纤维太细
C. 纤维的嗜色性与基质相同
D. 纤维为嗜色性
E. 纤维的折光性与基质相近

36. 不属于骨组织的细胞是(　)
A. 骨祖细胞　B. 骨细胞
C. 成软骨细胞　D. 成骨细胞
E. 破骨细胞

37. 哪项不属于破骨细胞(　)
A. 多核体大
B. 由单核细胞融合而成
C. 有活跃的分裂现象
D. 有皱褶缘
E. 可溶解吸收骨质

38. 不属于骺板软骨的结构是(　)
A. 软骨贮备处　B. 软骨增殖处
C. 软骨钙化处　D. 成骨区
E. 软骨周骨化区

39. 骨组织坚硬的主要原因是(　)
A. 基质内含有大量骨盐
B. 羟磷灰石结晶与胶原纤维紧密结合
C. 胶原纤维粗大，排列紧密
D. 骨基质结构呈板层状
E. 骨细胞与羟磷灰石结晶紧密结合

40. 产生类骨质的细胞是(　)
A. 间充质细胞　B. 成骨细胞
C. 骨原细胞　D. 骨细胞
E. 破骨细胞

41. 关于骨单位的特点，哪项错误(　)
A. 骨单位之间有横行管道相互连接
B. 骨板内有基质与纤维
C. 多层骨板环绕中央管作同心圆排列
D. 中央管表面衬有骨内膜
E. 中央管内无血管分布

42. 长骨的长度增加主要是由于(　)
A. 初级骨化中心出现
B. 次级骨化中心出现
C. 骺端软骨细胞分裂增殖
D. 骺板细胞不断增殖骨化
E. 骨髓腔出现

43. 破骨细胞的特点是(　)
A. 能溶解吸收骨质
B. 能进行分裂
C. 从骨原细胞分裂而来
D. 胞质内可见吸收的骨质
E. 降钙素能增强其活动

44. 骨骼肌纤维收缩时，肌节内缩短的结构是(　)
A. I 带　B. A 带
C. I 带和 A 带　D. 细肌丝
E. 粗肌丝

45. 不属于骨骼肌纤维的结构是(　)
A. 多核
B. 核位于细胞周边
C. 横纹清楚
D. 细胞间有闰盘
E. 一般无分支

46. 下列哪项不是骨骼肌纤维的超微结构(　)
A. 肌丝由粗肌丝和细肌丝组成
B. 横小管位于明暗带交界处
C. 肌浆网在近横小管处膨大为终池
D. 每一个肌节有两个三联体
E. 横小管比心肌发达

47. 维持心肌纤维活动同步化的结构是(　)
A. 紧密连接　B. 中间连接
C. 横小管　D. 肌浆网
E. 缝隙连接

48. 肌纤维收缩的物质基础是(　)
A. 肌原纤维　B. 粗面内质网
C. 肌丝　D. 肌浆网
E. 线粒体

49. 肌节含(　)
A. 1/2 I 带＋A 带
B. 1/2 A 带＋I 带
C. 1/2 I 带＋1/2 A 带
D. 1/2 A 带＋I 带＋1/2 A 带
E. 1/2 I 带＋A 带＋1/2 I 带

50. 骨骼肌纤维中贮存 Ca^{2+} 的部位是(　)
A. 肌浆　B. 肌浆网
C. 横小管　D. 线粒体
E. 肌红蛋白

51. 电突触的本质是(　)
A. 桥粒　B. 半桥粒
C. 紧密连接　D. 缝隙连接
E. 中间连接

52. 下列哪项不是多极神经元的特点(　)
A. 核大而圆染色浅
B. 核仁明显
C. 胞质内有尼氏体
D. 细胞体有卫星细胞包裹
E. 从细胞体发出树突和轴突

53. 关于神经细胞胞体的分布哪项错误(　)
A. 肌梭　B. 大. 小脑
C. 脊髓　D. 脑神经节
E. 脊神经节

54. 周围神经系统有髓神经纤维的神经膜是指(　)
A. 神经内膜
B. 神经束膜
C. 神经外膜
D. 施万细胞膜和基膜
E. 施万细胞

55. 神经元轴丘内无(　)
A. 神经丝　B. 微丝、微管
C. 尼氏体　D. 线粒体
E. 滑面内质网

56. 化学性突触传递信息的主要结构是(　)
A. 线粒体　B. 微管
C. 神经丝　D. 微丝
E. 突触小泡

57. 在化学突触中，神经递质的相应受体存在于(　)
A. 突触前膜上
B. 突触后膜上
C. 突触及间隙内
D. 突触后成分的胞浆内
E. 突触前成分的胞浆内

58. 有髓神经纤维的施-兰切迹是(　)
A. 人为产生的
B. 神经膜细胞的胞质通道
C. 神经膜细胞的边界
D. 神经膜细胞的胞膜卷入形成

E. 神经膜细胞的微形成

59. 轴突传递神经冲动的结构是(　)

A. 轴膜　　B. 轴质

C. 神经丝　　D. 微丝

E. 微管

60. 运动终板突触小泡内含(　)

A. 神经肽　　B. 乙酰胆碱

C. 去甲肾上腺素　　D. 5-羟色胺

E. 多巴胺

二、填空题

1. 组织学是在________、________、和________水平上对机体进行研究。
2. 细胞或组织内的酸性物质或结构与碱性染料亲和力强者,称________,反之与酸性染料亲和力强者,称________。
3. 衬贴在心、血管和淋巴管腔面的单层扁平上皮称________,分布于胸膜、腹膜和心包膜表面的单层扁平上皮称________。
4. 膀胱的黏膜上皮是________上皮,其细胞的层次和细胞的________可随膀胱容量的变化而变化。
5. 上皮组织的主要特点是细胞排列________,细胞形状________,细胞间质________,上皮内无________
6. 被覆上皮的分类依据是________和________。
7. 成熟红细胞的形状呈________,中央________,周缘________。成熟红细胞无________和________,胞质内充满________,具有________的功能。
8. 当机体受到细菌感染时,外周血液中的数量增多,其中尤以________比例为高。
9. 造血组织主要由________、________和________构成。
10. 血细胞直接来源于________,发育阶段大致可分为________、________和________三个阶段。
11. 疏松结缔组织基质中的多糖主要是________、________、________和________。
12. 肥大细胞胞质内充满异染颗粒,颗粒内含有________、________、________等。
13. 软骨有三种即________、________和________。气管壁上的软骨是________,内含________纤维;椎间盘的软骨是________,内含________纤维;耳郭和会厌的软骨是________,内含________纤维。
14. 类骨质是由骨组织中的________合成和分泌的。
15. 构成长骨骨干的骨板是________、________、________、________。
16. 骨的发生方式包括________和________,在骨的生长发育过程中________和________现象并且相辅相成。
17. 骨组织由________和________组成,骨基质中的有机成分内含大量________,无机成分的________化学组成是________。
18. 骨细胞所在的腔隙称________,细胞突起所在的腔隙称________,这些腔隙内还含有________。
19. 骨组织的干细胞是________细胞,位于________,能分裂分化成为________。
20. 膜内成骨由含有________细胞的________直接骨化。
21. 骨骼肌纤维的横小管是由________凹陷形成的管状结构,可将肌膜的________至肌纤维内部。
22. 平滑肌细胞呈________,核为________,位于细胞的________;平滑肌的肌膜向下形成诸多内陷的________,它相当于横纹肌的________;平滑肌细胞间可借助　　　传递信息。
23. 细肌丝由________、________和________

分子组成，粗肌丝由________分子组成。

24. 肌纤维的三联由________和它两侧的________组成。前者功能是______，后者的功能是________________________________。

25. 神经组织由________和________组成，前者具有________、________和________作用。

26. 神经元树突的分支上可有诸多棘状突起，称________。

27. 根据结构不同，神经纤维可分为________和________，后者在中枢神经系统中，其髓鞘是由__________形成，在周围神经系统其髓鞘是由________形成。

28. 中枢神经系统内的神经胶质细胞有以下几种__________、__________、________和________。

29. 一个神经元上众多的突触中，依其功能有些是________，有些是________

三、名词解释

1. 质膜内褶
2. 微绒毛
3. 纤毛
4. 血浆
5. 核左移
6. 造血诱导微环境
7. 趋化因子
8. 同源细胞群
9. 肌节
10. 突触

四、简答题

1. 比较四种基本组织的结构特点、分布、分类与功能。
2. 试述骨组织的组成、结构与功能。

五、填图题

1.

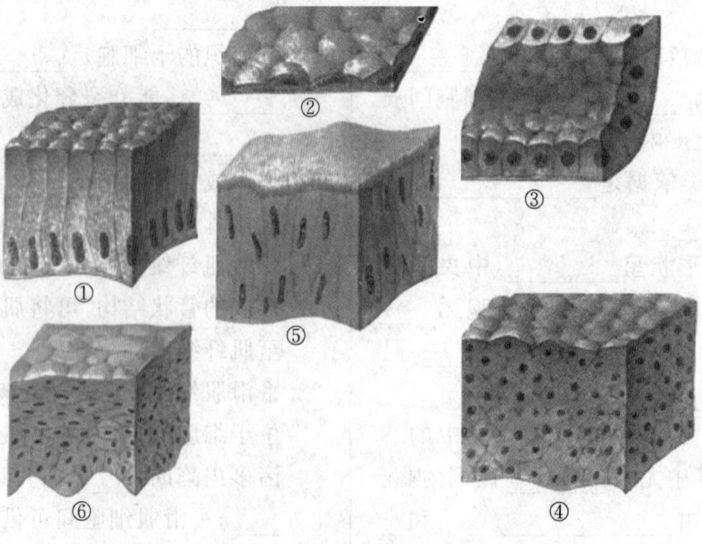

①________；②________；③________；④________；⑤________；⑥________

2.

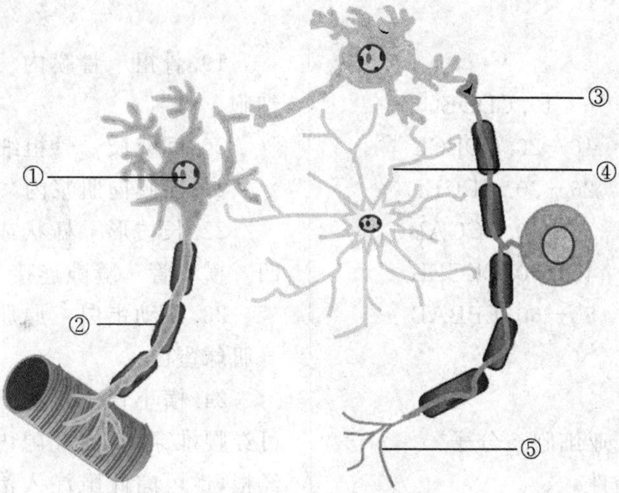

①________；②________；③________；④________；⑤________

参考答案

一、选择题

1—5. ABACE　6—10. CDDEC
11—15. DADAE　16—20. CDBCE
21—25. DCDED　26—30. ADCED
31—35. CADDE　36—40. CCCAB
41—45. EAAAD　46—50. CECEB
51—55. DDADC　56—60. EBBAB

二、填空题

1. 组织　细胞　亚细胞　分子
2. 嗜碱性　嗜酸性
3. 内皮　间皮
4. 变移　形态
5. 密集　规则　极少　血管和淋巴结
6. 构成细胞的层数　在垂直切面上的形状
7. 双凹圆盘状　较薄　较厚　核　细胞器　血红蛋白　结合和运输氧气和二氧化碳
8. 白细胞　中性粒细胞
9. 网状组织　造血组织　基质细胞
10. 骨髓的造血多能干细胞　原始阶段　幼稚阶段　成熟阶段
11. 硫酸软骨素　硫酸角质素　硫酸肝素　透明质酸
12. 肝素　组胺　嗜酸性粒细胞趋化因子
13. 透明软骨　弹性软骨　纤维软骨　透明软骨　胶原　纤维软骨　胶原　弹性软骨　弹性
14. 成骨细胞
15. 环骨板　哈弗斯系统　间骨板
16. 膜内成骨　软骨内成骨　骨组织的形成　吸收
17. 细胞　钙化的细胞外基质　胶原纤维　钙 磷离子和多种其他元素
18. 骨陷窝　骨小管　少量组织液
19. 骨祖　骨膜内　成骨细胞　成软骨细胞。
20. 间充质　骨祖细胞
21. 肌膜向肌浆内　兴奋迅速传导
22. 长梭形　杆状或椭圆形　中央　浅凹　横小管　缝隙连接
23. 肌动蛋白　原肌球蛋白　肌钙蛋白　肌球蛋白
24. 横小管　终池　传导兴奋　临床上可经腰椎穿刺，向此隙内注入麻药麻醉脊神经根，也可向此隙注入治疗药物或抽取脑脊液进行检测帮助诊断某些疾病。
25. 神经细胞　神经胶质细胞　接受刺激　整合信息　传导冲动
26. 树突棘
27. 无髓神经纤维　有髓神经纤维　少突胶质细胞　施万细胞
28. 星形胶质细胞　少突胶质细胞　小胶质细胞　室管膜细胞。
29. 化学突触　电突触

三、名词解释

1. 质膜内褶：上皮细胞基部细胞膜折向胞质所形成的许多内褶，内褶与细胞基底面垂直，内褶主要见于肾小管，扩大了细胞基底面部的表面积，有利于水和电解质的迅速运转。

2. 微绒毛：是上皮细胞游离面伸出的细微指状突起，在电镜下清晰可见。光镜下可见纹状缘，微绒毛使细胞的表面积显著增大，有利于细胞的吸收功能。

3. 纤毛：上皮细胞游离面伸出的粗而长的突起，具有节律性定向摆动的能力以推送细胞表面物质。电镜下可见纤毛中央有两条单独的微管，周围有 9 组二联微管。其基部有一个致密的基体，基体的微管与纤毛的微管相连续。

4. 血浆：血浆是血液的重要组成部分，呈淡黄色液体，相当于细胞外基质。主要成分是水，其余为血浆蛋白、脂蛋白、酶、激素、无机盐和多种营养代谢物质。主要作用是运载血细胞，运输维持人体生命活动所需的物质和体内产生的废物等。

5. 核左移：当机体受严重细菌感染时，大量新生细胞从骨髓进入血液，杆状核与2叶核的细胞增多的现象。

6. 造血诱导微环境：造血细胞赖以生存的环境。其核心成分是基质细胞，造血细胞能在内自我更新、增殖、分化、归巢和移行。

7. 趋化因子：可刺激白细胞的趋化性，吸引中性粒细胞、单核/巨噬细胞等炎性细胞移动到炎症灶，并增强炎性细胞的吞噬杀伤功能，促进它们释放炎症蛋白和炎症介质，直接参与炎症过程的一种小的分泌蛋白。

8. 同源细胞群：位于软骨中部的软骨细胞成群分布，每一群由2～8个软骨细胞聚集在一起，由同一个幼稚的软骨细胞分裂增殖形成。越靠近软骨中部，同源细胞群的细胞数量越多，反映了软骨的间质性生长。

9. 肌节：在肌原纤维中，两条相邻Z线之间的一段肌原纤维称为肌节，每个肌节由1/2 I带＋A带＋1/2 I带组成的，是骨骼肌纤维结构和功能的基本单位。

10. 突触：神经细胞与神经细胞之间或神经细胞与效应细胞之间相互联系的接触部位称为突触。

四、简答题

1. **答：**上皮组织：细胞多，排列紧密，细胞间质少，内无血管，上皮细胞具有极性；分布于身体的外表面及提内所以管、腔、囊器官的内表面；可分为被覆上皮、腺上皮、感觉上皮；保护、具有分泌、吸收、排泄和感受刺激等功能。

结缔组织：细胞数量少，细胞间质多，形式多样；分布广泛，几乎遍及人体内各个器官；可分为疏松结缔组织、致密结缔组织、网状组织、脂肪组织、软骨组织、骨组织、血液、淋巴；具有连接、支持、防御、保护、营养、修复等功能

肌组织：肌细胞细而长，又称肌纤维，细胞间质为疏松结地缔组织；分布于骨骼、内脏、心脏和血管等处；可分为骨骼肌、心肌、平滑肌；具有收缩与舒张等功能。

神经组织：神经细胞和神经胶质细胞构成，两种细胞均有胞体和突起；可分为脑、脊髓、神经、神经节；具有接受刺激，产生并传导神经冲动等功能。

2. **答：**骨组织由四种细胞和钙化的细胞间质组成。包括骨原细胞、骨细胞、成骨细胞和破骨细胞。骨原细胞是骨组织中的干细胞，根据机体需要可转变为骨细胞、成骨细胞、破骨细胞。骨细胞是骨组织中的主要细胞，分散排列于骨板内或相邻两层骨板间，骨细胞有多突起，胞体小、椭圆形，它所在的空间为骨陷窝，突起所在的空间为骨小管。成骨细胞分布在骨组织表面，它的功能是分泌类骨质建造骨组织。破骨细胞分布在骨组织表面，它的功能是溶解和吸收骨组织，参与骨的改建和再建。钙化的细胞即骨质，包括有机成分和无机成分。有机成分由成骨细胞分泌形成，包括大量胶原纤维和少量无定性基质。后者为凝胶状，化学成分为糖胺多糖，有粘着胶原纤维的作用。无机成分为钙盐，细针状，规则排列并与胶原纤维结合共同构成薄板状结构，称为骨板。有机成分与无机成分的紧密结合使骨既有任性又有坚固性。分布于长骨干和其他骨的表面排列规则且紧密，能承受较大压力和张力的骨组织称为骨密质。分布于长骨的骨骺和其他所有骨的内部且排列松散的骨板，称为骨松质。骨密质由外环骨板和内环骨板、哈弗氏系统和间骨板组成。骨松质由大量针状、片状的骨小梁连接而成的多孔隙网架结构，网眼内充满红

骨髓。骨组织的功能是支持、连接、保护、储存钙和磷、造血等。

五、填图题

1.①单层柱状上皮；②单层扁平上皮；③单层立方上皮；④变移上皮；⑤假复层纤毛柱状上皮；⑥复层扁平上皮

2.①神经元；②神经纤维；③突触；④神经胶质细胞；⑤神经末梢

第十二章　组织胚胎学概要

一、单选题

1. 变移上皮分布于(　)
A. 气管　　B. 食管
C. 膀胱　　D. 结肠
E. 血管

2. 杯状细胞常见于(　)
A. 单层扁平上皮　　B. 单层柱状上皮
C. 复层扁平上皮　　D. 单层立方上皮
E. 以上都正确

3. 内皮衬贴于(　)
A. 气管　　B. 食管
C. 膀胱　　D. 血管
E. 以上都正确

4. 纤毛的内部有(　)
A. 微丝　　B. 微管
C. 中间丝　　D. 张力丝
E. 以上都正确

5. 具有屏障作用的细胞连接是(　)
A. 桥粒　　B. 缝隙连接
C. 中间连接　　D. 紧密连接
E. 以上都正确

6. 下列哪项不是细胞侧面的细胞连接(　)
A. 桥粒　　B. 半桥粒
C. 中间连接　　D. 紧密连接
E. 以上都正确

7. 下列哪项细胞连接又称为通讯连接(　)
A. 桥粒　　B. 缝隙连接
C. 中间连接　　D. 紧密连接
E. 以上都正确

8. 腺是(　)
A. 以腺细胞为主要成分的腺上皮
B. 有大量分泌细胞的器官
C. 以腺上皮为主要成分的器官
D. 以分泌功能为主的上皮
E. 以上都正确

9. 浆液性细胞的最主要形态特点是(　)
A. 核为圆形，居细胞偏下部
B. 有粗面内质网
C. 有高尔基复合体
D. 有酶原颗粒
E. 以上都正确

10. 黏液性细胞的最主要形态特点是(　)
A. 有粗面内质网
B. 有粘原颗粒
C. 有高尔基复合体
D. 核扁圆形，居细胞基底部
E. 以上都正确

11. 有关味蕾的叙述正确的是(　)
A. 仅存在于菌状乳头和轮廓乳头
B. 位于固有层
C. 味觉细胞为感觉神经元
D. 不同部位的味蕾接受不同的味觉刺激
E. 仅存在于菌状乳头

12. 有关舌乳头的叙述错误的是(　)

A. 菌状乳头较少，散在分布
B. 丝状乳头最多，遍布舌背
C. 轮廓乳头最大最少
D. 乳头表面均为角化的复层扁平上皮
E. 位于舌背面和侧面

13. 不含杯状细胞的器官是(　)
A. 胃　B. 小肠
C. 结肠　D. 阑尾
E. 以上都正确

14. 关于胃主细胞叙述正确的是(　)
A. 主要分布在胃底腺颈部
B. 大量粗面内质网聚集于顶部胞质
C. 分泌的胃蛋白酶原被盐酸激活
D. 分泌内因子
E. 以上都正确

15. 潘氏细胞分布于(　)
A. 幽门腺　B. 小肠腺
C. 十二指肠腺　D. 大肠腺
E. 以上都正确

16. 分泌内因子的细胞是(　)
A. ECL 细胞　B. 壁细胞
C. G 细胞　D. 颈黏液细胞
E. 以上都正确

17. 分泌胃泌素的细胞是(　)
A. G 细胞　B. S 细胞
C. ECL 细胞　D. D 细胞
E. 以上都正确

18. 分泌促胰液素的细胞是(　)
A. I 细胞　B. S 细胞
C. ECL 细胞　D. G 细胞
E. 以上都正确

19. 分泌胆囊收缩素-促胰酶素的细胞是(　)
A. S 细胞　B. G 细胞
C. I 细胞　D. 潘氏细胞
E. 以上都正确

20. 分泌组胺的细胞是(　)
A. G 细胞　B. D 细胞
C. ECL 细胞　D. S 细胞
E. 以上都正确

21. 关于小肠绒毛的叙述错误的是(　)
A. 由黏膜和黏膜下层共同突起形成
B. 有丰富的毛细血管网
C. 含中央乳糜管
D. 上皮细胞在其顶端脱落
E. 以上都正确

22. 具有典型浆液性细胞特点的细胞是(　)
A. 壁细胞　B. 主细胞
C. 杯状细胞　D. 潘氏细胞
E. 以上都正确

23. 淋巴组织最丰富的部位是(　)
A. 结肠　B. 回肠
C. 空肠　D. 食管
E. 气管

24. 从卵巢排出的卵子处于(　)
A. 第一次减数分裂中期
B. 第二次减数分裂前期
C. 第一次减数分裂前期
D. 第二次减数分裂中期
E. 以上都正确

25. 受精多发生于(　)
A. 子宫体部或底部　B. 输卵管壶腹部
C. 输卵管峡部　D. 输卵管漏斗部
E. 输卵管伞

26. 透明带消失于(　)

A. 胚泡　　B. 胚前期
C. 桑葚胚　　D. 卵裂开始时
E. 以上都正确

27. 胚泡开始植入的时间相当于月经周期(　)
A. 第12～14天　　B. 第20～21天
C. 第16～17天　　D. 第27～28天
E. 第2～4天

28. 宫外孕最常发生于(　)
A. 卵巢　　B. 输卵管
C. 肠系膜　　D. 子宫直肠陷窝
E. 子宫体部

29. 前置胎盘是由于胚泡植入在(　)
A. 子宫底部　　B. 子宫后壁
C. 近子宫颈处　　D. 子宫前壁
E. 子宫体部

30. 形成原条的胚层是(　)
A. 下胚层　　B. 上胚层
C. 胚内中胚层　　D. 胚外中胚层
E. 以上都正确

31. 形成脊索的细胞来自(　)
A. 原结　　B. 原沟
C. 原条　　D. 神经板
E. 以上都正确

32. 内、中、外三个胚层均起源于(　)
A. 胚外中胚层　　B. 胚内中胚层
C. 上胚层　　D. 下胚层
E. 以上都正确

33. 诱导外胚层增厚形成神经板的结构是(　)
A. 原条　　B. 体节
C. 原结　　D. 脊索
E. 以上都正确

34. 形成胚内体腔的结构是(　)
A. 侧中胚层　　B. 体节
C. 间介中胚层　　D. 内胚层
E. 以上都正确

35. 人胚胎初具雏形的时间是(　)
A. 第4周　　B. 第8周
C. 第10周　　D. 第3个月
E. 第1周

36. 下列哪项不属于胎膜(　)
A. 羊膜
B. 基蜕膜
C. 尿囊和卵黄囊
D. 脐带
E. 以上都正确

37. 关于脐带，哪项错误(　)
A. 内含黏液性结缔组织
B. 外覆羊膜
C. 内含闭锁的卵黄囊和脐尿管
D. 内含脐动脉和脐静脉各一对
E. 由两条动脉和一条静脉构成

38. 距胎儿最近的结构是(　)
A. 绒毛膜　　B. 羊膜
C. 基蜕膜　　D. 包蜕膜
E. 以上都正确

39. 在妊娠后期胎儿生长发育于(　)
A. 胚外体腔　　B. 子宫腔
C. 卵黄囊腔　　D. 羊膜腔
E. 以上都正确

40. 分娩时羊水量为(　)
A. 500～1000ml　　B. 500～1500ml
C. 1000～1500ml　　D. 1000～2000ml

E. 小于 500ml

41. 胎盘的组成是(　)
A. 基蜕膜和平滑绒毛膜
B. 丛密绒毛膜和基蜕膜
C. 壁蜕膜的平滑绒毛膜
D. 包蜕膜和丛密绒毛膜
E. 基蜕膜和丛密绒毛膜

42. 关于卵黄囊,哪项正确(　)
A. 人胚卵黄囊内有少量卵黄
B. 顶部形成神经板
C. 造血干细胞来自卵黄囊壁的血岛
D. 其壁的胚外中胚层形成原始生殖细胞
E. 以上都正确

43. 胎盘母体面肉眼观最显著的特点是(　)
A. 表面光滑有羊膜覆盖
B. 表面有绒毛膜覆盖
C. 表面粗糙,可见胎盘小叶
D. 有脐带附着
E. 以上都错误

二、填空题

1. 淋巴组织是以______和______为网状支架,在网眼中充满了______和______等;______功能为主的组织。又可分为______、______两种类型。
2. 织成单核巨噬细胞系统的细胞来源于骨髓______,组成单核吞噬细胞系统的细胞有:肝内的______肺内的______,结缔组织内的______,神经组织内的______,骨组的______和肺内的______,该细胞系统的功能主要是______、______、______。
3. 在人类,根据淋巴器官所发生的时间和功能,可分为______和______两类。前者包括______及______。后者包括______、______及______等,这些器官的淋巴细胞能直接参与机体的______。
4. 胸腺皮质位于小叶周边,其上皮性网状细胞相对______,而胸腺细胞______,染色较深。髓质的上皮性网状细胞______,形态______。而胸腺细胞小,而且______,故染色较浅。另外,髓质内散在分布着许多圆形、大小不等的______。
5. 血胸腺屏障主要由以下 5 层组成,即:皮质的______,______,______,内含巨噬细胞、周细胞、组织液等,______,最外面包裹一层连续的______。
6. 淋巴结实质可分为______和______两部分,前者又由______、______及______等构成。淋巴结髓质由______和______构成。
7. 淋巴小节生发中心内侧聚集着大量的大淋巴细胞,染色深,为______,在其外侧聚集着中等淋巴细胞、较多的网状细胞等,染色较浅,为______,其周边近被膜侧是小淋巴细胞常聚集成______。
8. 淋巴结副皮质区又称______,位于皮、髓质交接处,主要由______组成。此区有______通过,其结构特点为:管腔明显,内皮呈______,可见淋巴细胞出入。
9. 淋巴窦主要分为______和______。前者主要是______,主要结构特点是在其淋巴窦腔内有______支撑,窦腔内或窦壁上有游离或附着的______及少量淋巴细胞,后者与前者结构相似,但常含较多的______及______,故具有较强的滤过作用。
10. 脾脏位于______通路上,是人体最大的______淋巴器官,表面被覆由______

______构成的被膜，内含丰富的弹性纤维及散在的______，外覆______，实质分为______、______及______。

11. 脾的白髓可分为______和______两部分。前者即______，主要由______组成，常有______，同时含有巨噬细胞等。后者由位于______周围的淋巴组织构成，主要含______，属于______区。脾的红髓可分为______和______。前者腔内充满血液，其壁是由______状内皮细胞沿血窦纵轴排列所构成，细胞间有______、基膜______，另外，可见______附着在壁外，常见其伪足伸在前者内。
12. ______是脾白髓向红髓移行的区域，其结构疏松，含大量的______和一些 T 细胞、B 细胞。该区具有很强的______作用。
13. 循环系统包括______和______两部分。
14. 心血管系统由______、______、______和______组成。
15. 毛细血管是管径最细、管壁最薄，分布最广的血管。其管壁由______和______构成。紧贴内皮细胞之外，还可见到一种扁平而有突起的细胞，称______，它在血管生长和再生时能分化为______、______和______。
16. 在光镜下，可见毛细血管的结构基本相似，而在电镜下，毛细血管又可分为三种类型，即______、______和______。
17. 连续毛细血管的内皮含细胞核的部分较______，细胞质内含许多______，细胞连续排列，细胞间可见______连接，基膜______。
18. 有孔毛细血管______上有许多贯通的窗孔，细胞间有______结构，基膜______。
19. 窦状毛细血管，或称______，其形状不规则，管腔______，______上有或无窗孔，______不完整或缺如。
20. 动脉管壁具有共同的基本结构，由内向外可分为______、______和______。根据管径的大小可将动脉分为______、______、______三级，其中______管壁的结构最为典型。
21. 中动脉管壁中膜富含______，故又称______动脉，其内膜与中膜的交界处有一层由连续的弹性蛋白膜称为______，它在切片的横切面上，因血管收缩常呈波浪状；在中膜与外膜的交界处，有较密集的弹性纤维组成的______。
22. 大动脉中膜有 40～70 层______，其间有环形的______及少量______和______。
23. 管径在 2mm 以上的静脉，其内膜向管腔突出形成两个半月形薄片，彼此相对，表面为内皮，中心为结缔组织，这个结构称为______，作用是______。
24. 心壁主要由______构成，能自主地进行______舒缩，使血液在血管中循环流动。
25. 心壁由内向外分为三层，分别为______、______和______。
26. 心脏传导系统的细胞有______、______和______。

三、名词解释

1. 浆液性细胞
2. 微绒毛
3. 基膜
4. 黏液-碳酸氢盐屏障
5. 壁细胞
6. 微皱褶细胞
7. 胚胎学

8. 胚期
9. 生殖工程学
10. 桑葚胚

四、简答题

1. 试从功能角度对细胞的各种连接进行归纳。
2. 试比较胃黏膜和小肠黏膜的同异及其与功能的关系。
3. 简述胎盘的组成、血液循环及功能。

参考答案

一、选择题

1—5. CBDBD　6—10. BBCDB
11—15. DDACB　16—20. BABCC
21—25. ABBDB　26—30. ABBCB
31—35. ACDAB　36—40. BDBDC
41—43. BCC

二、填空题

1. 网状细胞　网状纤维　淋巴细胞　巨噬细胞　淋巴细胞　弥散淋巴组织　淋巴小结

2. 幼单核细胞　枯否氏细胞　尘细胞　巨噬细胞　小胶质细胞　破骨细胞　朗罕细胞　吞噬活动　参与免疫应答　分泌种生物活性物质

3. 中枢淋巴器官　周围淋巴器官　胸腺　骨髓　淋巴结　脾　扁桃体 免疫功能

4. 较少　密集　多　多种多样　少　胸腺小体

5. 连续毛细血管内皮　基板　血管周间隙　上皮性网状细胞基板　上皮性网状细胞

6. 皮质　髓质　浅层皮质　副皮质区　皮质淋巴窦　髓索　髓窦

7. 淋巴小结　B细胞　生发中心　暗区　明区　小结帽

8. 胸腺依赖区　T细胞　毛细血管后微静脉　立方形

9. 皮质淋巴窦　髓质淋巴窦　被膜下淋巴窦　网状细胞　巨噬细胞　网状细胞　巨噬细胞

10. 血循环　周围性　致密的结缔组织　平滑肌　间皮　白髓　红髓　边缘区

11. 脾小结　动脉周围淋巴鞘　淋巴小结　B细胞　生发中心　中央动脉　T细胞　胸腺依赖区　脾血窦　脾索　长杆状　裂隙　不完整　巨噬细胞

12. 边缘区　巨噬细胞　吞噬滤过

13. 心血管系统　淋巴管系统

14. 心脏　动脉　毛细血管　静脉

15. 内皮　基膜　周细胞　内皮细胞　成纤维细胞　平滑肌纤维

16. 连续毛细血管　有孔毛细血管　血窦

17. 厚　吞饮小泡　紧密　完整

18. 内皮细胞　连接　完整

19. 血窦　大　内皮细胞　基膜

20. 内膜　中膜　外膜　大　中　小　中动脉

21. 平滑肌　肌性　内弹性膜　外弹性膜

22. 弹性膜　平滑肌　胶原纤维　弹性纤维

23. 静脉瓣　防止血液倒流

24. 心肌　周期性

25. 心内膜　心肌膜　心外膜

26. 起搏细胞　移行细胞　蒲肯野纤维

三、名词解释

1. 浆液性细胞：浆液性细胞的核为圆形，位于细胞偏基底部；基底部胞质呈强嗜碱性染色，顶部胞质含许多嗜酸性的酶原颗粒，电镜下可见胞质中有密集的粗面内质网，在核上区可见较发达的高尔基复合体和丰富的分泌颗粒。浆液性细胞的分泌物含较多的酶类。

2. 微绒毛：是上皮细胞游离面伸出的微细指状突起，在电镜下，微绒毛的胞质中有许多纵行的微丝。微丝上端附着于微绒毛顶部，下端插入胞质中，附着于终末网，微丝使得微绒毛可以伸缩。微绒毛使细胞的表面积显著增大。

3. 基膜：是上皮细胞基底面与深部结缔

组织之间共同形成的薄膜。在 HE 染色的标本一般不易分辨。电镜下，基膜分为两部分，靠近上皮的部分为基板，与结缔组织相接的部分为网板。基板又可分为透明层和致密层。基板的主要成分有层粘连蛋白、Ⅳ型胶原蛋白和硫酸肝素蛋白多糖等，网板主要由网状纤维和基质构成。基膜除具有支持、连接和固着作用外，还是半透膜，有利于上皮细胞与深部结缔组织进行物质交换；此外还能引导上皮细胞移动，影响细胞的增殖和分化。

4. 黏液-碳酸氢盐屏障：由胃上皮表面黏液细胞分泌的含高浓度碳酸氢根的不可溶性黏液，覆盖于上皮表面形成。黏液层将上皮与胃液中的胃蛋白酶隔离，而高浓度 HCO_3^- 使局部 pH 为 7，既抑制了酶的活性，又可中和渗入的盐酸，从而使胃黏膜免受损伤。黏液产生减少、或盐酸分泌过多，屏障受到破坏，都会导致胃组织的自我消化，形成胃溃疡。

5. 壁细胞：是胃底腺的重要组成细胞，其体积大，多呈圆锥形。核圆而深染，居中。可有双核，胞质呈嗜酸性：电镜下，胞质中有细胞内分泌小管、微管泡系统和丰富的线粒体。壁细胞分泌盐酸和内因子，参与对食物蛋白质的消化和对维生素 B_{12} 的吸收。

6. 微皱褶细胞：散在分布于回肠集合淋巴小结内侧的黏膜上皮中，其游离面有微皱褶，基底面质膜内陷形成一较大的穹隆状凹腔，内含多个淋巴细胞。电镜下可见其胞质中有丰富的囊泡。微皱褶细胞可摄取肠腔内抗原物质，以囊泡的形式转运并传递给下方的淋巴细胞，引发免疫应答。

7. 胚胎学：主要是研究从受精卵发育为新生个体的过程及其机理的科学，研究内容包括生殖细胞发生、受精、胚胎发育、胚胎与母体关系、先天性畸形等。

8. 胚期：为从第 3 周至第 8 周末的胚胎发育时期，在此期，二胚层胚盘经过迅速而剧烈的增殖分化，发育为各器官、系统与外形都初具雏形的胎儿。

9. 生殖工程学：是人工介入早期生殖过程的技术，借此以获得人们期望的新生个体。试管婴儿和克隆动物是这一领域中最著名的成就。主要技术有体外受精、早期胚胎培养、胚胎移植、卵质内单精子或细胞核注射、配子和胚胎冻存等。

10. 桑葚胚：受精卵不断地进行卵裂，卵裂产生的子细胞称卵裂球；受精后第 3 天，卵裂球达 12～16 个，形成一个外观似桑葚的实心胚，称桑葚胚。

四、简答题

1. **答**：在四种细胞连接方式中，桥粒和中间连接属于机械性连接，在这两种连接的质膜内侧，分别有细胞内骨架成分角蛋白丝束和微丝构成的终末网附着，因此这两种连接都是细胞内骨架的支撑部位，在桥粒还形成了致密板；在连接部位的细胞间隙，都有丝状物质将质膜粘合起来，在桥粒还形成了致密的中间线，这使得桥粒的连接作用特别牢固，有如铆钉。在紧密连接处，细胞间隙几乎消失，虽然它也具有一定的机械连接作用，但主要功能还是在细胞间隙中形成一道屏障，阻挡了物质通过细胞间隙。缝隙连接是由大量连接小体构成的，连接小体中央有一条直径约 1.5nm 的小管，使相邻细胞内的小分子物质得以流通，其中包括 cAMP 等信息分子，故缝隙连接又称通讯连接。

2. **答**：胃和小肠的黏膜都由三层结构构成，上皮均为单层柱状，固有层的疏松结缔组织内都含有丰富的有孔毛细血管，黏膜肌层为薄层的平滑肌。胃的上皮向固有层凹陷形成胃小凹，其深部的干细胞可增殖分化，补充衰老脱落的上皮细胞；小肠的上皮与固有层组织共同凸起，形成肠绒毛，增大了小肠的内表面积，有利营养物质吸收。胃上皮主要由表面黏液细胞构成，该细胞分泌的碱性黏液形成黏液-碳酸氢盐屏障，保护胃黏膜不受胃液中的胃蛋白酶和盐酸的损伤；小肠上皮主要由吸收细胞和杯状细胞构成，前者从事营养的吸收，后者分泌的黏液具有润滑作用。胃固有层中含贲门腺、幽门腺和胃底腺，前二者主要分泌黏液；胃底腺中的主细胞分泌胃蛋白酶原，壁细胞分泌盐酸和内因子，是胃液中参与消化的重要成分。小肠固有层含小肠腺，其深部的干细胞可增殖分化为吸收细胞和杯状细胞，它们迁移、补充在绒毛顶部脱落的上皮细胞；此外，小肠腺还具有特征性的潘氏细胞，分泌溶菌酶和防御素，发挥免疫作用。在胃上皮和腺体中主要的内分泌细胞是ECL细胞、G细胞和D细胞，它们分泌的组胺、胃泌素和生长抑素主要调节盐酸的分泌。小肠上皮和腺体中主要的内分泌细胞有S细胞和I细胞，它们分泌促胰液素和胆囊收缩素——促胰酶素，主要刺激胰和胆囊中消化液的分泌和排放，以进入小肠参与消化。小肠绒毛内的固有层中有中央乳糜管，是吸收物进入循环系统的重要途径之一。胃和小肠固有层内均可有淋巴小结，但于小肠更多，在回肠，还形成集合淋巴小结，是消化管免疫的重要部位。

3. **答：**胎盘是由胎儿的丛密绒毛膜和母体的基蜕膜共同构成的圆盘形结构。胎盘内有母体和胎儿两套血液循环，胎儿和母体的血液在各自的封闭管道内循环，互不相通，但可经过胎盘屏障进行物质交换。母体的动脉血从子宫螺旋动脉的开口流入绒毛间隙，在此与绒毛内毛细血管的胎儿血进行物质交换后，经子宫静脉回流入母体。胎儿的静脉血经过脐动脉的分支流入绒毛内毛细血管，与绒毛间隙内的母体血进行物质交换后，成为动脉血经脐静脉回流入胎儿体内。胎盘的主要功能是物质交换，胎儿通过胎盘屏障从母血中获得营养和氧气，排出代谢产物和二氧化碳。此外，胎盘的合体滋养层可分泌人绒毛膜促性腺激素、人胎盘催乳素、孕激素和雌激素，对妊娠起重要作用。